精練百年失傳太極內功　天地人合一

精足不思淫　氣足不思食　神足不思睡

天能勁源
世界更好

黃正斌／著

修性修命　性命雙修

身心靈修練　提昇生命品質

步驟圖解　啟動天地人能量

養生心的教育　潛能異能開發

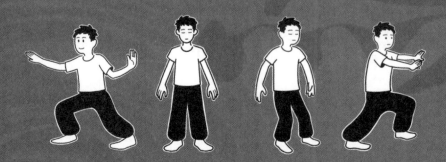

前言

本書寫在二〇二一全球依然爲COVID-19奮鬥、互助的年代，獻給地球村裡堅守自己崗位讓世界更和諧更好的每一個人。

隨著台灣的疫情不樂觀，大家都主動的配合政府防疫在家中盡量不出門，也讓我有時間每日寫作來分享我最新的研究心得，從疫情看世界，可看到善與惡、正與邪，看人心可看到大愛，亦可看到一些自私利己的人，看事業、看感情、看健康的角度，這些優先順序排列似乎都重組了。

在愈嚴峻的環境下，大家對身心靈的探索與好奇更加強烈了，藉由某種訓練或學習來安撫身心靈潛在的壓力是共同的期望。本書將「天、地、人」之能量在身心靈的配合運用上提供了一些另類思考與訓練的元素，能提昇生命品質、淨化身心靈，更能明心見性了解自己的潛意識，進而跟他人的潛意識溝通，能了解到許多前人的累積經驗與心得，進而幫助自己、幫助更多的人。

僅以先賢的經言：修性兼修命，無形亦無相，有求皆是苦，修命兼修性，道法本自然，無求方爲樂，與大家共勉。

探索能量與領悟天人合一，明心見性的奇書——黃正斌

推薦序

試論太極拳凌空勁的原理

初見黃老師是在今年的3月16日下午兩點，由材料系彭教授邀請，地點在清華大學材料科技館（工程四館）400室，一起討論對「天能勁源」研究的合作可行性，尤其是其中的課題包括了我深感興趣的太極拳凌空勁。當時黃老師已練成了凌空勁，且當衆演示了其深厚功力；並順道提及曾受到許多批評，一般人認爲它不科學、以及不符合牛頓力學第三定律。而我則認爲凌空勁卻可以符合中華自然哲學數學原理的第三定律（見：中醫比西醫好p.62），那是牛頓的定律出了問題，而非凌空勁有問題。

至於原理方面，黃老師也提出了三種帶動理論（見：天能勁源　我要更好p.44）。其中的第二及第三種理論涉及能量場、場的重疊、以及場中能量的相互傳遞。這些說法頗爲類似西方在一九七〇年代盛行的「光輪推拉」（push and pull on aura）理論，但均未能標明是何種能量、何種場、以及如何傳遞；至於第一種理論，黃老師則具體地認爲相互傳遞的實質是筋膜，而涉及的能量場可能是電場或磁場。

爲了能體會凌空勁以及研究其原理是否可以納入中醫的學術體系，從四月底起，便參加了正斌老師的初級班及中級班。如今已約過半年，希望能藉此推薦序，簡述我如何地站在黃老師的肩膀上，對凌空勁原理提出更進一步的探索：我先根據《太極拳刀、劍、桿、散手合編》的作者陳炎林先生所述：「……相傳昔時楊健侯少侯父子，能吸引燭火近尺，一手隔之，火光遂熄，卽凌空勁中一法……」由燭火下手，只可惜英國的電磁學大師法拉第曾在一八四八年的The Chemical History of a Candle中僅提及燭火及其化學性質，卻沒能認知燭火的磁性！我們知道如果在釹磁鐵（Neodymium magnet）作用下，燭火具有抗磁性，可被排斥而推開；另一方面，燭火在凌空勁作用下，可產生順磁性，如炎林先生所述：引之近尺！故凌空勁極可能是出於楊氏父子之磁場作用。而其磁場源自於中醫的人體經絡系統，即神經血管束及其分支（neurovascular bundle and its branches）所形成的網狀系統及產生的磁電效應（見：《中醫比西醫好》p.142）！

故以現代表述而言，凌空勁實爲太極拳功夫深之後，由經絡系統在人體上所產生之磁場與外界具備磁性物體的磁交互作用，如燭火！若太極高手所產生之低頻交流磁場可以和對方之低頻交流磁場進行同相（in-phase）或異相（out-of-phase）鎖相（phase-lock）則可產生吸引或排斥，如太極拳之凌空勁。這個理論也可用來解決西方的「光輪推拉」現象！由於篇幅有限，極可能有所疏漏，盼不辱答應黃老師研究天能勁源之初衷！

如今黃老師經過多年勤練苦修，終成正果，悟道後卻毫不藏私，將多年心得於書內詳細道出，並指出其侷限爲何，可謂傾囊相授，卻謙沖自稱此作爲引玉之磚，實爲俠義之舉；此等的胸襟與氣度，確實令人敬佩，故樂爲之序！

國立清華大學電機系榮譽退休教授、通識中心兼任教授　張翔

10/19/2021

Shyang Chang

Emeritus professor of Department of Electrical Engineering,

Adjunct professor of General Education Center,

National Tsing Hua University, Taiwan, ROC

找到對的方法，天地能量也能為我所用

二〇二一年初，我在一個私人聚會裡，認識了黃正斌師父。當天黃師父跟大家展示了他習武四十年後，才領悟出的「天能勁源」功法。我親眼見到黃師父很輕鬆的用氣功能量就能牽動別人腳步、運用「凌空勁」竟能隔空使勁讓人倒退數步。我眼睛爲之一亮，打從心底折服。

當天還發生一件讓我感到不可思議的事，那就是黃師父看了一眼我的背後，竟說出我有頸椎盤突出的問題。沒錯！這正是當時困擾了我近一年的毛病，因爲頸椎盤突出壓迫了神經，造成了右手的痠痛痲，我到骨科診所復健了72次，也沒明顯改善。當天有幸讓黃師父親自幫我傳統整復推拿了一番，竟有明顯改善。（註：後來，他又幫我傳統整復推拿三次，就完全康復了，非常神奇！）

雖然我是學科學的，但我也深信在這浩瀚的宇宙裡，還有太多我們人類不理解的知識。黃師父這門「天能勁源」的功法，也還有許多有待進一步科學研究才能明白的地方，但最讓人佩服的是黃師父不講怪力亂神，而是以虛懷若谷的大師風範，不藏私的跟大衆分享他的所有領悟。

因此，我有幸成爲黃師父親自授課的「天能勁源」初級班學員。想學這門功法的初衷，是我相信它可以讓我活得更健康、減緩老化的速度。在課程裡學到的東西，正是黃師父第一本書《天能勁源 我要更好》裡頭教大家的內容。經過半年來每天反覆的練習，我已約莫領略到我身體接收了天地能的好處。例如，我在中午把「輪轉開合」、「五鬆」、「沉水功」、「養生三式」等練習一遍，就能感覺精神飽滿，卽使不睡午覺，整個下午也不覺疲憊。還有，常打高爾夫球的我，在每次擊球前運用了「鬆」及「站樁」的要領，竟發現開球距離可以比平時多了20碼。這些親身經歷的好處，讓我更想好好的跟隨黃師父一路學下去。

何其有幸的，黃師父進一步把他的所學所悟，出版了《天能勁源　世界更好》這第二本書。這本書一開始就很直白點出了許多現代人所面臨的一些心病，黃師父提供了消除這些心病的解方，透過潛意識及念力的開發，來更有效對接天地能量，最終達到身心靈之天人合一的境地。「正心」與「天能勁源」的修練可以說是相輔相成的：要有純正無邪的心，才能領略「天能勁源」的奧妙之處，同時靠著修練書上所傳授的功法，又能讓我們的心更加安定祥和。黃師父的《天能勁源　我要更好》及《天能勁源　世界更好》，都是值得一讀、充滿正能量的好書，謹以此序推薦給讀者大眾。

所謂「師父引進門、修行在個人」，讓我們一起勤加練習書上所教的功法，必有助身心靈健康，爲這社會注入更多正能量。

德商世創電子技術應用總監／成功大學材料系客座教授／
《矽晶圓半導體材料技術》&《太陽電池技術入門》等書作者
林明獻博士
Lin Ming-Hsien
Application Director, Siltronic AG
Visiting Professor, Department of Materials Science and Engineering,
National Cheng-Kung University

放下主觀意識，開啟無量潛能

十多年前，與幾位欲學太極的同事，在因緣際會下找到了黃師父。記得當天師父說要做個簡單的示範，僅需一張報紙，就可以把人彈開！

而我們只是暗自竊笑著，心想……那有可能？此時只見總裁跨步向前，想體驗一下是什麼樣的力量可以把人彈開！還記得黃師父揮手叮嚀著大夥兒，站到總裁後方最少五公尺的位置，站穩準備接住總裁。只見手握拉直報紙兩端的黃師父，將報紙中段輕貼總裁上臂，向前推了一步。在這誰也沒來得及反應的瞬間，隨著驚呼聲而來的是近三十秒的寂靜。

因爲我們看見的是個直接落地翻滾兩圈停止在我們腳前的總裁，當然，還有他充滿驚訝的眼神。

這次的體驗帶我踏上了學習的旅程。數年後，我也正式拜師成了入室弟子。

可惜後來因出差缺課，令我落後了勤奮練功的師兄弟，便暫停了與師父的學習。隨後被外派到內地工作，有幸與當時常赴上海的師父異地重逢。期間還邀請了師父，來到我們上海大衆汽車旗艦店作演講示範。在坐無虛席的大廳中引起了一陣轟動。

直到三年前回到台灣，自信身強體壯的我，迎來了一場重病。深刻意識到身體調理的重要也再次接上了與師父學習的緣分。此時師父已悟透黃性賢宗師百年失傳太極拳強勁內功能量的祕密。這學問超脫武術的範圍，並對改進人類的生活與提昇生命品質起了很大幫助，師父將它命名爲「天能勁源」。其可藉由天、地、人的能量來增強內力及引導發勁，僅其基本功法就能加強自身的免疫及自癒能力，後者正是我最需要的。往後的日子裡，我親身體驗到了認知以外的太多不可能，在師父引導下的站姿與動作，搭配放鬆冥想，感受天地能量，隨著不斷的練習及專注的意念似乎是可以將此能量無止盡放大，這眞的是太神奇了！我不禁想著金庸筆下的高深內力似乎是眞有其事！經歷了初級與中級班的課程，對能量的感受越見深刻，更加深了我對學習的信心。所以在此我想以我親身的經歷告訴大家，別受困在自我的既定認知裡，敞開心胸迎接一個進化自己的機會！

太古汽車總財務長暨新事業發展部總監　黃齊力
Chi Li Huang
Director-Finance and New Business Operations
Taikoo Motors

以心行氣，以意導氣

二十多年外資分析師生涯讓我累積超過1000次飛行，大量時差的調整讓身體一直有小狀況，更重要的是已習慣快速有結果式的生活態度，即使一直有在運動打球健康，檢查體脂肪的數字也不差，但在今年開刀後才頓悟是時候多儲蓄能量了。這想法的改變更多源自這幾個月與黃師父上課所體悟。

與黃師父的結緣可追溯到十多年前，因緣在其道館習武健身，當時就感受其教學的方式有邏輯性容易理解，但因分析師生涯實在忙碌及爾後移居至香港工作沒能持續下去，直到今年夏天身體發生狀況我才重覆思考養生能量重要性及其與肌肉運動平衡關係，也因此迫不及待再回到黃師父的健身能量行列。師父的教法與其說重於型不如說重於內功，而內功的精隨在於鬆，而鬆更是忙碌現代人所難以達成的。在過去數月的接觸藉由師父精準的解說，我漸漸了解能量聚源的道理，雖還在疏淺學習階段但對於天能所能展現的神奇早已心之所向。我慶幸黃師父願將其所知藉由這本書再次分享及發揚，也相信何其有幸能在第一線感受四十年武術大師的智慧大成，海納百川這當是您我之福氣。

知名古印度的身心鍛練方法爲修練身體的瑜伽與修練心靈的冥想，在中國可類比爲太極與禪修，在我看來天能滙集冥想與太極更將其具像化，相似於藉由念心／專注心參透於天地產生能量堆積，但在方法上黃師父更具體的以藉由培養自身的氣感，以蓄積身體的能量。簡言之以心行氣，以意導氣。在課程及此書藉由原理講解，實證切磋，心態上的導引，對讀者應會有不少的收穫。

黃師父常說慢、鬆、意念集中才能聚能成功，也就是鬆、空、氣，能量一步步的到位，期許自己能在聚能道路上與各位道合的先進有所領悟，甚而達成放下的境界。感謝黃師父藉由此書無私的分享，祝福讀者健康快樂，願您我將此能量注入生命中，人常好，心更寬。

前瑞銀、大和、法巴、野村亞洲高科技研究部主管
現香港聚芯資本管理合夥人
陳慧明
Eric Chen
Partner & Fund Manager
Cornucopia Capital Partner

天能勁源實存大道至簡

太極拳奠基於意念，出於丹田，且找尋太極拳所需的勁源，精於勁道並擊出勁點。

爲此，勁從腳根起，節節貫穿，及腿及腰，勁達末梢，於焉而成。即「其根於腳，發於腿，主宰於腰，形於手指。」這一理論是太極拳前輩對太極拳科學重要的總結和貢獻。

然而習武之人必經三階段：「見自己、見天地、見衆生」；這種立論根據於老子在道德經混成章所主張的「人法地、地法天、天法道、道法自然」如出一轍。勸勉習武之人一動一靜皆合乎天理；一言一行活出大道。這種見心明性、返璞歸眞、入世爲人，出世助人之敬天愛人、天人合一的境界值得推廣。

「寂寂凝神太極初，無心應物等空虛。性修自性非求得，欲識眞人只是渠。學道全眞在此生，何須待死更來生。今生不了無生理，縱複生知那處生。」這是出自於唐朝徐靈府對習武之士的禮讚和期許。

七言絕句中「太極初、等空虛、非求得、只是渠、在此生、更來生、無生理、那處生」可說是對黃正斌師父最佳的寫照。因爲他習武歷程極其另類；他善用科學解構能量，應用數學模式建構流程，善用知織解析原則原理，使用圖解與文字貫穿精髓。

但最讓我折服的是那四個學「天能勁源」，因爲「天能」乃是一切能量的源頭，也是天能人才能的根本、更是一切勁的來源。爲此，黃正斌師父之所以能成其大並非僅僅仰賴意念的貫注、丹田的爆發力，更令人驚奇的是黃師父的宇宙觀而非慬唯觀的視角而已。若不是親眼目睹黃師父的絕活「一指推人」一百年失傳的太極內功，眞無法相信影片中的眞實，畢竟是太神奇了。

就誠如他所說的；「我練功四十一年，無意中發現天地間有一股奇怪的能量，若把它拿來運用在身體上，對養生跟生活有很大的幫助。」

如今《天能勁源》Part2——《世界更好》卽將問市，特隆重爲該書力薦，不論是習武練功、養身健身；自體療癒或心腦合一、延年益壽，是一本學而後就能的經典作品。

上市公司董事長私人教練，彼得杜拉克關門弟子　詹文明
Wen-Ming Chan
Consultant

Chairman's Personal Coach
Peter F. Drucker's Closed Disciple

人因有夢想而偉大，也因不了解而害怕

很高興有此機緣，於2020年12月時，參加天能勁源氣功初級班課程，由黃氏太極拳掌門人黃正斌親身指導，養氣三式、輪轉開合養氣、五鬆、沈水功、念力、聚散養氣法……等初階課程，在極短的時間內，可以眞正的感受到氣的存在，「氣」在我們面前，透過身體展現出來，感受到人的體內有很大的潛在能量。

在課堂中，黃師父讓學員們互相學習、交流，透過簡易的練習技巧，去感受身體中的氣，它是如何被引導、被釋放出來。在黃師父身上也直接地看到、感受到，身體的能量和宇宙間的能量互相結合，形成一個天、地、人的正循環能量。

二〇二一年3月黃師父將自己多年的修爲與領悟，不藏私、把心得轉成淺顯的文字，彙整成《天能勁源　我要更好》這本書，讓想要接觸氣功的人，對學習氣功不再是一門遙不可及的功夫，而是人人都有機會可以學習的氣功。

繼《天能勁源　我要更好》之後，《天能勁源　世界更好》這是黃師父延續上一本著作，開闊的胸懷，持續地把心得分享給社會大眾，除了分享天能勁源氣功的各種練習功法外，更在此書中暢談如何把天能勁源氣功應用到日常的生活、工作、運動、養生、學習、社交、心理等七大領域，如何透過修練，提升生命的品質，讓自己更健康、更快樂是本書的一大特色。

「堅持做對的事，不然就別做了。」──黃師父說。個人很敬佩他的理念與堅持，四十多年的修練心得，透過本書簡易的說明，就像一把鑰匙，教導你如何重啟身體的能量開關，改變大腦的思考模式，修心也修身，不管讀者是哪個層級人士，只要按照這本書中的步驟，持續學習，一定能從中獲得啟發，值得每個人士參考學習。

杏昌生技股份有限公司總經理　陳國師
Ernie Chen
President
HI-CLEARANCE INC.

與氣的對話

宇宙、天地、人，都有一定的運行理論，而氣也確實存在，這就有點類似於收音機收聽電台的原理，空中有很多無線電波，如果要收聽某個指定的電台，就要把收音機調到該頻率，這時就會發生共振，就能收聽到該電台。南北極天地間都有磁場的存在，我們要怎麼讓人體的磁場可以對接上一樣的道理，氣也是一樣對上了就會知道。

當我第一次接觸黃正斌師父的時候，對於所表演的功法一直深感疑惑，無法理解從中道理，直到有天餐敍黃師父對我說了一件讓我震驚的事，黃師父竟然能知道到我藏在腰部的支架，這讓我更百思不得其解，爲了讓這個謎團得以解開，知道黃正斌師父在竹北開班授課便立刻報名參加，想一解心中之答案。在初段班中我從不懂到懂，從懷疑到肯定就在這六堂課程發生，現在我可以運用氣來養生，我也很清楚繼續地練下去感受氣的運行會越來越大，當你了解氣的存在，懂得去運用它，也可說怎麼去利用它讓生命過得更好，讓生活更有樂趣。

這段時日的學習，我已體會到天能勁源帶來的七大優勢，生活、學習、工作、運動、社交、養生、心理都得到相當的幫助，相信好的功法值得大力去推廣，讓更多的有緣人可因天能勁源帶來生活的改變。感謝黃師父傳授指導，未來的生活將會更好。

瀚綺生技健康莊園／瀚綺生物科技有限公司董事長
余文洲
Wenchou Yu
Chairman
HANQI BIO-TECH CO.,LTD.

見證有如武俠高手的深厚內功

小時候我們常常希望到山上面找到神人仙人學習武功學習法術，長大後發覺山上其實並沒有我們的夢，但是在電影裡面有，我後來做了導演之後實現了部分的夢想，創造了有超能力的英雄，不過這並不能滿足一直藏在心底的幻想。在我拍攝的電影《妖獸都市》裡面袁和平演的加山隊長，有超能力，強大誇張到可以支撐起飛機，並且有把一群人用氣場震開敵人的神功……這些都是電影技巧不是眞實的，而且要大費周章，用了替身、吊索、道具，在現場才能達成這種效果。

我沒想到的是當我認識了黃師父他在我面前表現了他的天能神功，翻轉了我所有的認知，我終於見到了眞正有如武俠片中高手的深厚內功！

師父的能把人震退，眼見爲實，感受至深，在我放棄我的尋覓高人願望的時候，他終於出現，心想日後如果再拍攝這種動作片，相信會省去我很多不必要的麻煩。現在要思考的是如何把這種神功表現在電影裡面，他是真的，不是我們常常看到，甚至還會懷疑他的真實性，匪夷所思，漏洞百出？

師父現在把他所學所知記錄出書，就像一本武林祕笈，誰得到誰就會武功大增，有緣人將會受益良多，健康，武功更上一層樓！師父的天能氣場，就由大家開卷開始的一刻，師父將他的經驗分享，大家細心靜閱，打開腦洞，接受宇宙能量洗禮。

電影、影視導演　麥大傑

Peter Maktaikit

Film Director, Art Director, Illustrator

自序

心路

人因爲有夢想而偉大，但也常常因爲不了解而害怕，害怕自己面子掛不住、害怕認輸，害怕承認自己的無知而以排擠、謾罵、視而不見來掩飾自己的懦弱無能、學識不足等問題，這社會到底怎麼了？原來每個人的心靈都受傷了，我們都需安「心」的教育來跟自己好好的對話，才能眞正修練到眞「身」、眞「心」、眞「靈」。

二〇二一年三月我發表了《天能勁源　我要更好》這本書，並在誠品信義的新書發表會中表演一些看起來「不太科學」的功法，一如我書中所提到的，我是苦練了幾十年後突然「悟」出的東西，我相信對人類的生活、學習、工作、運動、社交、養生六大方面都有極大的助益與提昇，我急於分享這種發現的喜悅給大家，結果我得到的是排山倒海無情的謾罵與人身攻擊，無疑的這是我人生很大的挑戰，我關閉了二十幾年不賺錢的武館，也暫停FACEBOOK及其它social media的交流一陣子，我發現這社會大部分的人都病了，而且病的不輕，相較於更嚴峻的COVID-19變種，我覺得心病了比任何的疾病更可怕，身病了我們還有高尚的道德心靈，古時慷慨赴義的烈士，浩氣常存，無人可撼動其高尚的志節與情操。但這社會怎麼了？大部分的人心都病了，更嚴重的是連自己的心病了都不自覺，卻沾沾自喜，活在自己框住的小圈圈，這個心病沒藥醫也很難醫。

話說在我苦練了四十幾年的功夫後，苦心鑽研出一些還存有很多未知的能量時，我首先發現到，以往我們大家在追求養生，不管是透過食物、運動、生活習慣、保健食品、甚至藥物、修習氣功、靈學各式各樣聽說過的或沒聽過的，琳琅滿目各式各樣的說法、練法都有，但也沒個準則好比較，所以各種方法都有各自的支持者而且深信不疑，但我覺得這些方法都跳不出

「人」的修練或保養的境界。

簡單來說人身體內有一顆電池，這顆電池每天透過吃飯、睡覺、陽光、空氣、水來讓我們重新充電，以維持我們的生命現象與臟腑間的日常機能，但是當我們年紀愈長愈發現這顆維持生命的電池效能愈來愈差，比如年輕時熬個夜睡一下就快速恢復腦力跟體力了，但當年紀大了你熬夜一天後卻發現睡個二、三天也補不回來，還是感覺很累，上述所說的養生不過在盡量維持這老化的電池效率與效能而已，所以老實說效果通常不顯著，當我發現「地」能——地球表面地心、地電、地火、磁場的能量；「天」能大氣中宇宙的能量，還有原來就存在我們自身身體內從大腦群釋放出來的自癒與超能力能量，當天地人合一時，自身的電池好像直接換了一個巨大永備的能量，那種感覺很像眞的有「脫胎換骨」、「返老還童」的感覺，這顚覆了傳統養生的概念，從保養舊電池到直接換一顆新能源環保永蓄電池的概念，因爲這個好的養生發現我急於跟大家跟好朋友分享，但我一時也找不出更好的方法來跟大家介紹，於是我將這股能量用於我最熱愛的太極拳上，透過太極拳功夫的運用表演，讓大家感受一下這能量的奇妙，沒想到在網紅與電視媒體的採訪下，我的表演影片在短短幾週內就破了百萬點閱率，但伴隨來的負評也超過了好幾十萬，我在想我到底做錯些什麼！

做自己（所有人都不需向別人證明什麼）

首先表演的內容真的很神妙，幾個好友在看過我和學生拍攝公開的影片時，就覺得不可能，只是搞笑，但在後來幾位得到親自體驗的學生，回去也都開始「懷疑人生」，我透過到處演講與體驗會來跟大家講解原理，所有的流程、過程都是一樣的重演，從一開始我分享了一些表演影片（甚至是凌空勁），大家都是用輕蔑不屑的表情與態度來看待這個講師，大家在想，真的是在浪費時間，有人索性直接頭也不回就走了，但留下來的人從不專心到仔細聆聽，到演講中間充滿驚嘆的表情，一直到最後我直接找不認識的觀眾上台體驗後，大家都露出了驚訝讚嘆的表情，演講結束大家爭相跟我一起合影留念。

這個模式一直反覆重複的在我生活中演出，說到這裡又有很多人要說我找的都是徒弟或安排好的「暗樁」、或對岸說的「拖」了，我還是再次聲明說，這些能量並非每一個人都能適用，但也不是大家想像中「它」的運用比率低到不行、有反應的人只是巧合。事實上人與人之間能量頻率共振在我不斷的研究下，能對頻共振的比例已超過多數了。我也說過到底爲什麼不能人人都通用，雖然至今我還是不能完全的了解，但我要問任何一個技術，尤其是運動或競技技巧，都適用於每一個人嗎？桌球、羽球、籃球、棒球，每一個人、每一支隊伍都是無敵、都是全勝嗎？所有戰術都能面對應付每一個人、每一種情況嗎？當然不行，所以在我表演當中也曾遇到無法對頻共振的朋友，我直接坦白告訴他sorry無法做出類似神奇的表演，請見諒！請問一下我騙了誰？爲何大部分人一看到影片就說我作假，你們親自體驗過嗎？還是你們當中誰被我騙了錢呢？為此我也在我的書中與個人臉書上公開表示，能量並非對人人都可以適用，如此聲明哪裡錯了嗎？

重點是要頻率match相對時，才能產生類似表演效果。為了刪都刪不完說我造假的百萬酸民，我在臉書公開上懸賞一百萬台幣，我說若有人可拿出證據說我表演影片中有任何一位「演員」配合我收錢演出，或造假演出，包含「演員」本人，都可直接向我領取一百萬，批評我造假的人超過幾十萬人，為何他們不舉出證據來領一百萬元呢？因為這種集體不負責的言論，正是台灣邁入低智商社會的特色。

慢慢的我開始厭倦這生活了，原本開心的要與大家分享我發現一些奇妙的現象，對大家生活都有幫助而且會帶給大家快樂的一些心得發現，搞的我自己變的最不快樂，我靜心自問，我出書沒賺錢也沒法賺到錢，嘔心瀝血的寫出幾十年練功心得，比不上一些無根據的預言、討論美食茶點的心得、或討論理財技巧、追星或清涼美女寫眞、或直接翻譯的書，沒錯這些才是書市的主流才能賺到錢。自己承租一個場地，每月只使用8小時做爲自己練功，並提供給弟子練功時遮風避雨使用，幾十年來房租大家出錢付付場租費，當然每月都不夠，都是我爲了興趣每月貼錢，只想讓大家不要在大太陽去公園跟跳土風舞、健身操搶場地，下雨時也能動動手腳、活動一下，結果被檢舉要求設立運動競技場館業，索性我把場地也退租了，請問在這社會運動環境與習武風氣這麼差的環境下，若能營利大家幹嘛都去公園佔場地，省場地費呀？麻煩幫我介紹一下那位大神，能幫忙經營「獲利」一下。

我想我也不爲名，要爲名我直接編個故事，說我在山上突然得道或在深谷得高人指點，最好再搭上一些宗教色彩，這樣成名會不會快些！也不爲利，出養生武功專業的書不是主流書也不會賺錢，我既不爲名又不爲利，幹嘛自己找麻煩？慢慢的我開始厭倦了這些瑣事、鳥事，我問我自己，別人的過錯爲何要我來承擔？大家說指控我作假，爲什麼我要爲大家證明我自己沒作假，我對得起自己對得起天地良心，我也無需爲大家證明什麼，因爲我悟出了，信者恆信，不信者永遠也不會信的道理，短淺見識，再多的體驗會，再多的聲明都是無用的，再找更多不認識的觀衆對許多人而言，他們還是依然認定是我找學生幫忙作假配合演出，就是「暗樁」、就是「拖」，不會改變。裝睡的人叫不醒，陶醉在自己夢境的人也不會，所以我不再公開表演也不再公開解釋，不信最好，想罵就罵，我也沒時間去回應或去興訟，因爲我的時間寶貴，還有很多要事要去做，信了，老實說我也不太想教。如果我的一些能量表演是假的，當然不值得一提，但如果是眞的呢？（我自己知道是再眞實不過了）時間會證明一切，事實也會慢慢浮現，好笑的是在台灣很多人會相信一個詐騙累犯編造出18歲就賺到一億的勵志想像暢銷書（此書《18歲賺到一億》，內容涉不實，後由知名出版社全面回收），還有許多「國師」預測每個人跟國家的命運，反而，有些事實，只要自己做不到沒看過的事，通通不相信。

我開始著手寫《天能勁源》第二部了，就如我第一本書的最後所寫的，我依然每天繼續研究這個能量學問，每天都有新發現、新驚喜，每天都有無數的爲什麼？我一定會再分享更多的喜悅給大家……我做到了，也不食言，因爲我認爲假如我自己認爲是對的事就要一直堅定的做下去，也不用去在意別人的眼光！

來學天能勁源治自己的心病吧

我意識到台灣的教育出了些問題，也意識到大部分人都有心病，本書我將以對能量觀點來跟大家談談「心」的教育，這本書除了延續第一冊中對大家的生活、學習、工作、運動、社交、養生六大方面有極大的幫助外更加入了對心理層面的幫助來幫助大家醫「心」，也跟大家分享一些心情故事，並附上了一些不可思議的影片（影片中若有造假我將捐出一百萬做公益）。感謝這一路上陪我受風風雨雨冷言冷語的朋友、家人、弟子們的力挺，讓我能不屈不饒的在疫情閉關期間，每天振筆疾書的著手寫下這本勢必受到更多爭議的奇書。

誠如我所說的天能勁源在七大領域與運用是全方面的，我每天與幾個弟子研究苦練，又開發到了更多（生活、工作、運動、養生、學習、社交、心理），許多心得與運用，覺得眞的是太神妙了，我打算在此書裡面一一跟大家分享，例如在生活上，你可以感受到別的人、事、地、物的正負能量，可以更讓你趨吉避凶、一個地方的正負氣場、一件事的第六感預知……；在學習上：最大的影響是從不相信而放棄去研究，到從不相信而存疑而開始去研究，光是這點就可重新學習到太多的事情了；工作上：彷彿可以跟自己的潛意識溝通讓自己做任何決策時更加有自信、更有信心；運動：以太極拳運動而言破解了許多很有趣的內功心法；社交方面：似乎可看穿別人的心思與別人潛意識溝通；養生：可用能量修復自己的身心靈；心理上：修心後可更眞實的了解自己、認淸自己、知道自己要的是甚麼。

這些都將在本書用實例與方法與大家分享，希望對大家的生活品質，修性修命都有所幫助，至於不信者，民主社會大家都有表達不同意見的權利，當做喜劇笑話來看也無妨，但謾罵只是凸顯自身的修養不夠吧！總之「天能勁源」是一門學問，我從沒說過練出來就可天下無敵或者要運用其技能去騙取財富或沽名釣譽。相反的，有了愈多的體驗，愈感受自己的渺小，只希望本書的一些觀點能給大家一點點啟發，共同研究推廣這學問，台灣不缺酸民與暴力，缺的是大家互相包容與互助再加上一點胸襟與氣度。

人因有夢想而偉大，但也因不了解的事物而害怕

說實話很難嗎？很多看過我表演影片的人問我，爲什麼要做假表演？我反問他們爲什麼說我是作假？你是當事人嗎？你體驗過嗎？他們說因爲就很假，根本不可能啊！違反物理原則呀！我要說，第一我沒必要作假，我個性澹泊名利也不愛錢，作假幹什麼？第二你眞懂物理嗎？還是你只讀了物理

學的牛頓第二運動定律，其他學問都沒讀？還有世上眞的可用物理學解讀一切現象嗎？多年前小犬每到晚上時都會莫名的哭鬧一整夜，遍尋名醫都說很健康沒事，苦了全家人都無法入睡，後來機緣下遇到奇人要我去建北玉市買一塊一百元的八卦形狀的普通玉石，這奇人在特定的香爐與神壇前念念有詞後拿了這塊百元八卦玉石，在爐上香火轉了三圈，做成項鍊，掛在小兒脖子上，從那天起小兒幾乎半夜不再哭鬧，應該是巧合吧！我心暗想，有一天晚上，出去吃館子後載家人與小兒回家後，到夜裡小犬又開始哭鬧了，仔細一看發現脖子上的八卦玉石不見了，趕緊到車上找尋，好不容易在車子後座腳墊下發現，趕快再將它掛上兒子的脖子上。天啊，馬上不哭，是的馬上！那天我開始懷疑人生，還有從小我們所受到的科學、物理，甚至後來涉獵的醫學等其它的教育，我得到一個結論，人類太渺小，想以很有限的智慧去解釋浩瀚宇宙間所有的事物與現象，未免太看得起自己了。

當我發現了一些能量，我找了許多友人，我請他們親身體驗一下我發現的「能量」，做了一些測驗後，他們也一樣開始懷疑人生，也開始跟我學習，並探索這個神奇的能量。又有跟隨我習武少林拳或練太極十幾年的弟子問我：「老師爲什麼有些影片中的力量，絕非力學造假或剪接特效可做出或演出來的，難道沒人看的出被能量震退的眞假嗎？」我回答說當然有些人看的出是眞實的，因爲那些動作是演不出來的，只要放慢動作就可看出誰是演的、誰是眞被能量打到的，但是看出來眞實的人不明瞭爲什麼有這種能量也無法解釋出道理，更何況也抵擋不住百萬酸民的謾罵、嘲諷，大多選擇沉默了，再有些老師就算看出來不像演的，學生一問又回答不出個所以然來，怕會面子上掛不住，所以直接就全然否定，而說造假了，我想問爲什麼自己不會，別人會的東西就是造假？我們對一些未知的事情當然可以質疑，存疑而去求證，再來評論，若沒經過求證，也可以用：「我是不相信啦……」、「這不太可能吧！」等等評語，我都覺得是很有禮貌、很誠懇的發表自己的意見，我也欣然接受類似的看法，但幾十萬人的回應是「江湖敗類」、「神經病」、「很白癡」、「台灣的馬X國」等等教育水準不夠的言語，這些話若是哪天發現影片是眞實的時候，應該會懊惱自己當時的自大與無知吧。

對於這些評論我一句話也沒回應過，我是無所謂啦，被罵聽說可消業障，只是覺得很多人的心都病了，所受的教育也失敗了，因此感到憂心與無奈罷了。台灣是我的家鄉，富而有禮、有同情心、有愛、有包容力，一直是台灣人的特質，曾幾何時，很多人都變了，希望藉由我這本書，能喚醒大眾的初心，當然我沒有這樣大的影響力，但總要拋點磚、出點力吧！

許多人因不了解天能勁源而害怕。害怕聽到一些以前沒聽過，甚至沒看過，更不用說體驗過的神妙能量後會察覺自己的不足、自己的渺小、甚至無知。害怕從新再學習，害怕別人的眼光，相信我，在我發現這能量之前我比大家更渺小、更無知、更害怕重新學習，害怕面子掛不住，但我慢慢走出害怕而追尋新知，反而體會到夢想的偉大，我發現到從小喜歡金庸武俠小說裡面的很多功夫竟然都是眞的、我發現到太極失傳百年內功有許多竟然也是眞的，陸續又發現潛意識溝通（類催眠）也是眞的、甚至很多超能力都一一被探索、被解開。我誠摯的邀請大家，放下主觀、放下心結、放下偏見、放下懸念，跟我一起敞開心胸的探索，研究這屬於能量的學問，眞正跟自己的身心靈合而爲一、體驗「天人合一」的感覺。

人外有人，天外有天，自己的學問與資質有限，自己只是在武術界與社會上一位不起眼的老兵而已，許多心得不見得是正確，只是跟大家分享我的體悟，許多見解也不是全然是正確且合理的，還望各界人士海涵包容，讓我們一起努力讓自己更好、讓世界更好。

目錄

書前 4

推薦序 6

自序——心路 31

前言 50

入門——學習天能勁源之基本要求

一、先正心再正意，修性也修命 62

二、心病還要心藥醫 66

三、心術不正不傳——心的教育 70

四、心法與內功 79

第一堂　求道——以武入道　身心靈之天人合一

一、以武入道　86
二、明心見性，性命雙修　93
三、探索身心靈　95
四、身的修練　98
五、心的修練　101
六、靈的修練　105

第二堂　進階——天能勁源進階論述與功法

一、天人合一爲天能勁源之最佳論述　108
二、啟動能量——「人」的境界　112
三、啟動能量——「地」的境界　116
四、啟動能量——「天」的境界　121

第三堂　潛能——念力、潛意識能量開發與訓練
一、天能念力導引與氣場頻率吻合度　136
二、潛意識之溝通——念力　146
三、潛意識之能量對頻共振與溝通　155
第四堂　超能——天能勁源在太極拳領域的運用與探討
一、黃氏（黃性賢）太極拳簡介　172
二、鬆身五法之眞意　179
三、沾黏勁　186
四、彈肚勁　191
五、鬆沈勁　195
六、一指神功　201
七、凌空勁　207
八、穿背勁　222

九、波浪勁 231

結語 240

附錄 修練「天能勁源」常見的二十個問題——Q&A 249

前言

錯誤本身並不可怕，可怕的是不願意正視錯誤本身

二〇二一年三月分我出版並發表了《天能勁源　我要更好》一書，在媒體電視的報導與網紅的訪問影片中，我示範說了許多跟一般人不太一樣的「類催眠」或「類武功」的表演，因爲這些表演太不同於一般催眠，也太不同於一般功夫，爲了不要得罪各領域的人，我姑且改名就叫天能勁源內功與天能念力導引吧！

我將我和弟子、學生、朋友、甚至是陌生人和我研究或體驗的一些影片，當然也包含了簽書會一個多小時的實錄影片放在我FACEBOOK上，結果一天到晚就有人在我FACEBOOK挑戰、謾罵、辱罵，甚至更不堪的字語留

言，刪都刪不完，終於有個FACEBOOK的朋友傳給我一個雜誌的線上連結給我鼓勵，標題是〈**第一位提倡洗手的醫生，卻被認爲是「醫學叛徒」**〉，文中提到來自匈牙利婦產科醫生，在那個還沒有「微生物」概念的時代裡，他提出是醫生們自己受汙染的雙手和器械，把災難帶給了產婦後，等待著他的都是無邊的謾罵、諷刺與迫害……，他將自己發現當時醫界的謬誤公諸於世，並爲改正這謬誤奮鬥了一生，天啊！這不正是我的寫照嗎！

我一直是一個「武癡」，也拿了幾次全台灣性的傳統武術全能及太極拳推手冠軍，功夫稱不上好，但我曾擔任國內與國外共五家國術社社團的武術及功夫的指導老師，分別是美國馬奎特大學、明新工專（明新科技大學前身）、開南商工（開南技術學院前身）、德育護專（經國技術學院前身）、德明商專（德明技術學院前身），也協助過我洪拳長拳授業的恩師陳清河大師在文化大學國術社暑訓的教學工作，一直以來在我們太極界擔任過多次評審裁判，大專盃、市長盃、議長杯、世界盃、中正盃、區運，全球華人武術副裁判長等職務，也教出了至少30到60個台灣推手、搏擊、長拳等比賽的金牌選手，在國術、武術界我既出錢也出力，沒想到我提出了一個看起來很神妙不同於傳統的「練習方法」，被業界甚至各界辱罵、口誅筆伐，說我是武林敗類，也有香港的媒體以「台灣的閃電五連鞭馬X國」為標題調侃我，我要說的是，第一，我沒說這是無敵的功夫，我說這是一個很好玩的能量發現，不適用於每一個人，也不能打，要打去學搏擊、散手、MMA、泰拳、拳擊才能符合期待，結果一堆人要我去挑戰誰？打誰？眞是無聊透頂，是中文素養不夠，還是精神分裂！要打不會自己去打？我的書是健康養生醫療保健類好嗎！

第二，請問我是做了什麼斂財詐騙或其他法律所不容的事嗎？要因爲一本書籍影片就變成武林公敵、武林敗類，讓我想到金庸小說裡，很多所謂的「邪教」，結果邪教並不邪，是所謂名門正派用「邪」的眼光去看待非我族類的人罷了，曾幾何時台灣民主的素養、族群的包容心都不見了嗎！在台灣出書只是闡述理念分享人生喜悅給大家，若不認同不要看就好了，出書也賺不到什麼錢，不知究竟惹了誰？第三，說到打假，我用科學角度來告訴大家，其實很多的大師只是用的方法不同，而一般人不了解就覺得很神奇，我破解了一些方法讓大家去比較容易分辨何爲眞？何爲假？我從來也沒有自稱爲大師，只是告訴大家原來很多古人「大師」影片有眞有假，不一定是全假，許多眞有功夫的也被打入作假，而眞正作假的到現在有的還在騙，結果大家還沒聽我說什麼，也不看我書裡寫什麼，憑幾篇媒體報導影片就認定我作假，先罵了再說。

我要說這社會到底怎麼了？我們的人心與教育到底怎麼了？答案是心生病了，我效法那個匈牙利的醫生爲堅持自己認爲對的事去做，並爲改變這些謬誤——卽先入爲主、自己做不到的事就說別人一定是假的觀念。網路上的影片，的確很多造假，我不禁要問，假如我們連續吃了幾間館子都不好吃，我們就能斷定所有的廚師都不會煮菜嗎？更何況若我們捫心自問，以自己有限的所學，就眞的足以斷定眞假了嗎？

握緊雙手裡面什麼也沒有，張開雙手才能擁一切

這是李安導演《臥虎藏龍》裡的一句對白，我在看的時候就特別有感，在我用不同以往苦練所學的方法改變了思維後，我發現了原來每一個人本身就有所謂的「超能力」，這超能力是全方位、各方面的，也許一般人稱他爲潛力，但我學的這潛力超出大家想像太多了，所以我管它叫超能力、或者異能。

年輕時曾在電視上看到催眠大師的表演，這個表演令人不可思議，當年這催眠秀播出後，迴響也是兩種，稱讚的占一半，不信的也占一半，催眠大師可令觀衆瞬間睡覺，而且做出一般在清醒時絕對無法做出的事，但老實說我也是屬於比較不相信的那一群人，所以雖然表演神妙，但激不起我去學習

催眠的意願，不是我不想學，因爲我心裡認定他只是技巧騙術，不值得花太多心力去學習，或者我怕自己學不會吧！因爲不信所以限制了自己的學習，在那時很多人都不信，我們都選擇了存疑好奇，就算存疑，但絕對不會去辱罵或去做些不理性的評論，時代變了，很多奇幻的事在現代，回應一定是罵罵罵，先罵再說，怕罵晚就會無法表現自己有多聰明了一樣。

但事實上是能放棄執著念頭，敞開心胸的人，才能學習到了新知識與學問，就算最後發現竟然是假的，我們也學習到了驗證的本領，增加人生的閱歷，但那些只是否定謾罵者卻什麼也沒改變，今年三月學生傳給我一些國內外催眠大師的影片給我看，我看了以後覺得非常神奇，研究了一晚還是不懂，我做出結論是不像是假的，但我做不到，第二天我請教了我一位弟子，他學習了催眠有幾十年經驗，人很低調也不常說起他會催眠，我問他影片的眞實性，他說是眞的並跟我講了催眠的原理，幾分鐘後我受到了啟發，我運用能量在這原理上，催眠大師的影片內所能做的表演，我竟然馬上能依樣畫葫蘆，也能做到，甚至更神奇的表演了，有人問我，老師我知道你一直在學武，但是甚麼時候開始學催眠的？我說我沒學過催眠，也不知道我的做法跟催眠師的方法一不一樣，但大部分他們能做到的表演我也可以做了，結果我一看許多催眠課程都需要百多個小時課程訓練，才能有少部分的人能成功學成，而我發現的方法，我只用了幾分鐘，我從未想過去搶這個市場的飯碗，我只是覺得好玩，但若這門技術有些相通的地方，是否可當作輔助訓練，可節省大家學習的時間，不是美事一樁嗎！

虎無傷人意，人有傷虎心

我很快發現我錯了，因爲這種快速的學習模式，可能會傷害到既有的學習體系與培訓機構的利益，我並不想被破壞他人業界的生態或謀生謀利模式，我只是單純發表我的新能量發現，希望分享給大家，於是我再三強調，我不會催眠，我卻能做到一些類似催眠的表演，所以我就姑且叫他天能念力導引或潛意識能量開發吧！

相同的在太極拳界也是這樣，在我看到許多前輩先賢留下的傳說也好、表演影片也好，裡面講的好「神」，影片演的神到「假」的程度，我以前也是存疑，當我轉換與傳統不同的學習模式，我竟然也可做到類似的表演了，我把這個方法分享給我弟子、朋友，甚至完全沒有運動習慣的「文人」們，他們竟然也可以在短短十幾個小時後，做出一些類似的動作。我的原意是無私的跟大家分享這祕密與方法，讓一些和我一樣曾研究幾十年而不得方法的人節省些時間，共同研究與探索這學問更多的奧妙，結果我也錯了，並不是每個人都有氣度與涵養去學習新知，我發現這業界的生態，是不容破壞的，事實上我也一直規避這個發現的衝擊，所以我一直以「能量」發表，而不是以太極拳的角度來發表，我要強調的一點是我從未否定過各門各派的練法，各門各派都很好，各有其優點只是強調的重點不一樣而已，差別是練習的人有沒有去下苦功而已，而我只是單純的想跟大家分享這「能量」發現後的快樂之處。

堅持做對的事，不然就別做了

很多的弟子跟我說看到老師在網路上被幾十萬人謾罵，爲我不值，也有很多人說老師你紅了不見得是件壞事，我笑笑的回答，我根本不想紅，我不求名也不求利，幾十年來只是默默靜靜的自己練自己的，練武是我的興趣，也是我的生活中的一部分，我也沒想到會這樣，更有以前的朋友、師兄弟說我應該是沒招了，才這樣做行銷，基本上他們也不相信我書中發表的能量，才會這樣說我，也有說我之前上了誰的課、看了誰的書、看了誰的影片，才變成大師的，我還是要說我只是武癡，從來沒有自稱是大師，永遠都是說我還在學。至於上過誰的課、看了誰的書，沒錯呀！我一直在跟各領域所有人學習，也參考很多同道前輩的書與練習方法，我一直很感謝這些一路上給我很多啟發的人，也是因爲我到處去學習研究，我學習過十一個門派，八位老師，後來得到上天的眷顧讓我發現「天能勁源」這神奇的獨特功法，這些功法百分之九十九都是原創，至少到目前爲止在不造假的情形下，沒有人能做出跟我一樣的表演吧！我又不是爲別人而活，幹嘛去在意別人的眼光，我只是覺得要**堅持做對的事，不然就別做了。**

願天下英雄豪傑不以身殉技而以道技養生

如果我告訴你，我能感應到張三丰祖師的能量，我相信我又要被一堆人罵了，在民主社會台灣，爲什麼我不能暢所欲言呢？你當我是神經病也可以，也許我這本書改成科幻類或武俠類或是童話類，大家就能接受了吧！我還是要一再的聲明，這「天能勁源」的能量跟我們一般的認知很不同，但我從沒覺得我練出來後就高人一等，就會是什麼天下無敵之類的，我講過幾百次了，聞道有先後術業有專攻，各行各業、各領域、各門派、各武功、高人輩出，值得我們學習的太多了，我只是遵照三丰祖師遺訓：「願天下英雄豪傑都能以道技養生，而不以身殉技。」學習的更多、活得更健康、更快樂，這樣不是就很滿足了嗎？因此這本書裡我將分享身心靈的保養、心的教育、潛意識的能量修練與精、氣、神，神、意、氣的內功修練的方法給大家參考，附錄再收集一些跟弟子們平時練功時，大家常提出的一些問題做解答給大家參考。感謝在風風雨雨中《天能勁源》一書在冷門的出版類別裡還能邁向五刷，大家的支持與鼓勵一直是我進步向前的動力，更感謝幫助我能順利完成這本新書的親朋好友們，邀請大家跟我再次進入《天能勁源》第二部的魔幻世界裡，讓我們打開心胸敞開心房一起繼續探索宇宙無限的未知吧！

入門

——學習天能勁源之基本要求

一、先正心再正意，修性也修命

修身首重在正其心，純正的心志乃是正意，「天能勁源」是我花了近幾十年的研究而開發出來的心得，其修練的方法首要在心，即「念力」，若意有邪念、心術不正者是無法修練成功的，因爲天地有正氣唯有天、地、人之意氣相合，「天能勁源」才能對接到宇宙之能量來產生出自己可用之能量，若本身沒有正能量卽無法對接到相對的正能量了。佛家講明心見性，才能開悟；而禪宗更有「不誠本心，學法無益」之說；而道家之性命雙修，修的性卽是心性、精神、元神、本我；修的命，卽是修自己的肉體使之健康長壽，性命雙修卽指身心的全面修練，是中國古代傳統養生的基本理論。

想要眞正練出養生功夫來，不是一味的四處跟別人比比劃、做做操就行了，現在的人講求速成，又不願下苦功，也不尊重專業，有很多在外面伸伸展、拉拉筋，編一些怪怪的動作就標榜是氣功，基本上，氣功是屬於內功，是一種能協和身心的能量，當你練出「天能勁源」的氣感後，你可以輕易的感受到能量，甚至看的到能量，到此階段你就可以清楚的分辨，什麼是隨便動動、假裝有「氣」的氣功，什麼是眞的「氣」的發動。許多某某氣功，都專注在外面身形或動作的「身」在練氣功，卻誤解了內功的眞意，內在能量的發動才能眞正的補氣健身，達到養生或武術的目的，要知道外形肢體的動作只是要為了引導內氣（體內能量）的產生與運行，能裨益補身，但往往大家都在專注在動作的練習但卻沒發動到內氣。氣功的修練，心神才最重要的運作，換句話說若心神已鍛鍊達到某種程度，外在動作並不是必要的，可直接達到行、走、坐、臥皆可練習的境界，但絕大部分的人都把內家外練，一味的做些外形看起來很奇怪的動作並追求某某氣功幾招、幾式，但並沒有眞正能練到精髓，白白浪費時間，看到很多半桶水的老師常示範有的沒有的功法，在看的到能量的人的眼裡，只覺得好笑，這社會的氛圍常是外行領導內行，不懂的裝懂，又因爲裝懂的人太多了，只要你提出異議馬上就被大部分不專業的聲音淹沒，到最後懂的人也只好裝不懂了。但我常說練功不是爲了要跟別人比較什麼，自己有沒有眞正練出來，自己心裡最清楚不過了，任何的謊言就算一時騙得了別人也很難騙一輩子，就算眞騙過所有人，還是騙不了自己。但可怕的是現代人似乎還有一種比較嚴重的心病就是連自己都騙。

我曾經在友人的介紹下拜訪了一位事業有成並擁有幾家健身中心的老闆，這老闆很注重養生，對武術也一直有很高的興趣，跟他喝茶開聊時才知道他跟幾位朋友一直在修練某種氣功，我直接跟他說，我知道你練得很勤，但你是否知道你究竟有沒有練出什麼東西呢？他很坦白的說：「就一直練了近兩年，但也不知道到底有沒有練出東西，對養生到底有沒有用？也不知道怎麼去驗證。」我想有太多的人跟他一樣有著同樣的疑問了，於是我示範了一些能量給他看，也告訴他能量應該是能看的到、摸的到、感受的到的，當你身體練出了強大的正能量，才會眞正達到強健身體、養生的目的，而不是每天練一些連自己都不知道練些什麼、練出什麼的功法。後來這位老闆跟隨我練習了幾十個小時，現在他告訴我每天精神飽滿，也可感受到能量了，也可運用能量，輕輕碰觸別人，把別人彈退三到四公尺，現在練的很開心，我要強調的事，要眞正感受到正能量，能修性、修命才是重點，而不是練到一些永遠不知道練什麼的奇怪伸伸腿、動動手、擺擺頭、甩甩腰，就稱爲氣功，至於我說的對不對，其實自己大家心裡最清楚，如果連自己都騙，那就無法敞開心胸，正其心念了，故正心、明心見性在修練「天能勁源」是很重要的。

二、心病還要心藥醫

一路走來在修練武術的路上有很多「心」得，我常在想每個要修練武術的目的是不一樣的，有的是爲了修身、搏擊、對打、參加比賽，有的是要修身健體、有的是單純養生、有的是學點技能偶爾可以表演一下滿足自己的表演慾望、有的只是興趣不爲什麼，在古代有的甚至爲了報仇雪恨、求取功名等等等，這些目的都沒有對錯，也沒有所謂絕對的好或不好，全都取決於各人自己的想法，好像有人學畫畫，但不是每個人都一定要當畫家，又好像有人喜歡彈琴，但沒人要你一定要當個鋼琴演奏家，很多人喜歡跳舞，但也不是人人都一定要成爲舞蹈家，而在武術界好像就不通用，吵到最後通常就被人吐一句「能不能打」，想想眞的滿無聊了，其實這就是心病的一種，像我常說「我不能打」，然後呢？請問有得罪誰了嗎？難道我不會英文就不能開英文補習班，不會跳舞就不能開舞蹈班，我當興趣提供給同好動一動不行嗎？

想到這裡不禁要問到底是誰有問題呀！練武者，止戈爲武，從來就不是只是爲了要打倒某些人，我沒看過永遠的冠軍，因爲人有顛峰期也有衰退期、年老期，長江後浪一直推著前浪前進，在我看來把經驗傳承給下一代，比較重要些，歷年先的宗師級人物，成名的都是武德，而不是永遠不敗的武技，因爲那不敗的神話，大部分只是傳說。

若是因爲興趣或其他不知名原因喜愛練習某種武術，我想心態是很重要的，我想給大家的建議是，名師不見得是明師，我以前的一個學生千里迢迢的跑到對岸去拜了一位輩分很高的師父，我後來問他，他眞的有很高的技藝嗎？他回答我去拜他爲師，只是因爲他在武術界某個領域輩分很高，其實他能教我的東西有限，我想爲了行銷與知名度拜這老師也對，但若是眞的要學點東西時，那輩分眞的很重要嗎？那就要端看你學功夫的目的與初衷了。前輩當然要尊敬，但爲了虛名值不值得去就見仁見智了。

有位名人說一場演講，若能吸收到對自己有用的一句話，就值得了，在我學習武術的過程中，我喜歡到處去跟別人聊聊研究學習，因爲各門各派各種武技都有優點，一定有我們不足的地方可學習，但現在人也很奇怪，老了想學電腦、學語文、學插花、學跳舞，都ok，但在「武林」大家好像都有一個「坎」過不去，去別門別派學習是一件丟臉的事嗎？就不能涉獵一些同道的知識嗎？深怕去哪裡學了一二堂課，就代表自己很差或是就變成了誰的弟子學生而面子掛不住，這妨礙自己進步的想法，也是心有病，難道小學上過幾堂體育課，你以後當了棒球國手，就是體育老師教的嗎？還是投手不能去請教一下別的投手投球方法，因爲一請教觀摩就變成別的投手的「徒弟」了。只能說在武術界很多人都有心病，爲什麼不能像其他學問大家共同研究呢！爲什麼要怕別人知道你去學過什麼？不管有沒有去學，都不會是無敵更不會是天下第一，功夫也不會因爲短程的請教，就變成大師，李小龍也和拳擊、空手道、跆拳道的高手，研究練習過，難道李小龍的功夫就是從空手道跆拳道拳擊中學任何一項武功而來的嗎？他的高腿法是詠春派的嗎？答案是廣泛地去涉獵與學習自己所缺的，學習自己想要的，才能融會貫通不是嗎？希望大家都能有寬廣的心胸，去看更多更寬廣的世界。

見不得人好又是一個心病，在台灣的傳統武術界裡大家都很辛苦，不容易賺到謀生的錢，很多熱愛者都是憑著滿腔熱血，出錢出力的「倒貼」武館，我常在說武術界不缺暴力，網路上也不缺酸民，永遠缺的是容人互助之心，爲了共同喜愛的同道要團結互助眞的很難，常看到誰批評誰之類的話，深怕別人比自己有名氣比自己有錢，這也是心病，我們就不能用一種欣賞跟祝福及學習的眼光來看待嗎？說穿了還是心病了。

這些心病，老實說自己年輕時也有，年過半百才慢慢找到心藥醫，「天能勁源」探索宇宙天地的能量後我發現自己的藐小與過去的眼界不夠寬廣，讓我失去了很多學習的機會，如今我找到心藥了，因爲「心」的修練才是重點，只有更寬廣的心胸，才能讓自己快樂，才能讓自己看到以往看不到的世界，讓我們一起修「心」吧！

三、心術不正不傳——心的教育

天能勁源是一門很神妙的學問，如果是假的根本不值得一提，但若是眞的，它畢竟是我潛心修練四十幾年的心得祕法，除了身上的能量能讓人有脫胎換骨、返老還童的感覺外，最神奇的莫過於它也能跟磁場或能量場相協調的人的潛意識溝通，甚至給一些暗示的指令讓對方默契的遵從。有學生問我：「老師，若學到這功法的人心術不正，會不會拿這能量去做壞事呢？」我無法排除這個可能性，就算不用潛意識的指令（類催眠）來驅使別人做一些不好的事，光是身體的能量所展示出來的奇幻表演也能吸引到很多人願意來學習，這就有可能有斂財、造神、騙術等情況發生，也是因爲這樣這門學問眞不能亂教、隨隨便教，因爲深怕所傳非人，將它運用在不好的方面上。

不過還好，當你了解到能量，你會發現本身沒有正能量的人是不容易跟天地正氣對頻的，所以所學造詣一定不會高，再來當你可以運用潛意識去溝通別人的潛意識時事實上更有助於我們去識人，找到好的學生去傳授，心術不正者我是不會傳授這門學問的，所以心的教育是很重要的，唯有正念才練得出「天能勁源」的功法。

心的教育

江山易改，本性難移，面臨愈艱難的環境，我們愈要注重「心」的教育。幾種「心」的教育跟大家分享。

「執著的心」，對有理想、有正念目標的心，不論遇到任何挫折應該要堅定理想，凡事若是認爲正確的事就應該努力去實踐，對得起自己的心，試想我們小時候大家應該都有夢想成爲某種領域的身分或志向，有人想當醫生、有人想當畫家、有人想當太空人、發明家、音樂家、武術家、舞蹈家、教育家、企業家等等，但我們眞正有跟自己的心對話過嗎？小時候的理想一直深藏心中，很少有變，但外在的現實與經濟的壓力種種因素讓我們放棄去追尋，也許在事業上很成功，若小時候夢想是當畫家卻不曾去追夢，甚至去學畫的時間與勇氣都沒有，我們有眞正爲內心的夢做過一些努力嗎？從小我夢想當個武術家，後來因爲現實轉戰金融業，有一天我跟自己的內心對話，發現就算賺到了錢，當上了不錯的職位還是不快樂，因爲從小的夢想我連嘗試都沒有，也沒盡全力去做做看，我突然警覺，難道要到蓋棺論定前才發現，原來我來到這世上一直有自己想做的事，但過了一輩子竟然都在忙別的事，這樣豈不是白來一遭了，隔天我便送出了辭呈，選擇做自己想做的事。

追夢也許不能賺更多的錢，但是我卻甘之如飴的得到快樂與滿足，如果你也如我一樣，從小心裡的夢還沒有死，試問又有幾個人可以勇敢的去追夢呢？

「鴕鳥的心」，常聽人說鴕鳥的心態，有多少人日日夜夜卻在學鴕鳥呢？每天夢想著以後會發財，日子會更好，理想會實現，但是如果你每天都是做同樣的事，爲什麼你會覺得你明年的發展會不一樣、薪水大幅會增加、學識會更好、武功會更高強呢？許多一天到晚在講養生的人，不管讀了多少養生專家建議的書，不管上了多少養生功夫的課，但卻從來不去執行不練習，爲什麼會有效呢？如果我們想改變既有的一切是否要先去掉鴕鳥心態呢？

「貪婪之心」，聖嚴法師說：「每個人眞正需要的不多，想要的卻太多。」知足常樂，認眞看待我們所擁有的，會發現我們需要的眞的不多，COVID-19來到這世上，我們體認到一些事實那就是奢侈品原來不是那麼重要，美食也不再是那麼容易就能享受的到，自由也受到一定的限制，終於發現錢眞的不是萬能的，人同時只能睡一張床，住一間房，開一輛車，沒了健康甚麼也不重要了，在疫情病魔之前人人平等，看破之後不妨對自己好一點，對周遭人好一點，因爲百年之後，生不帶來死不帶去，有多少人因爲貪婪而做出損人不利己的行爲，想要不勞而獲，剽竊別人的努力，拿不該屬於自己的東西，錢財，都始因於貪婪，若眞能體會到頭來都不屬於我們的，我們只是過客，也許就不會做出違背正義、道統、倫理……等等一些不該做的事了。

「嫉妒之心」，大多數人從小就被教育制度訓練的要比較、要競爭，大家都想名列前矛，都想要第一，也導致了常有嫉妒之心，怎是都覺得別人的成功，都是偶然，都是運氣好，卻從來不知道別人的成功是因爲他們有多努力，付出了多少心血，嫉妒之後就只會說風涼話，甚至詛咒別人，或暗中破壞別人的成果，找別人的麻煩，爲什麼大家就不能多一分欣賞、多一分讚美、多一分與有榮焉呢！我就讀台北工專五年制，以前的同學都多少還有聯絡，因爲大部分同學都在本業混得很好，我這學武功的有時候跟他們比還眞的有些自卑，甚至妒忌，後來我轉念了，同學們本來就都很優秀，他們背後一定付出了別人想像不了的辛苦與代價，他們的成功也是應該的，我開始轉念成一個欣賞讚嘆的角色，每次提到同學們都替他們的成就高興，也以能曾經當他們的同學感到光榮，轉念之後我不也不再妒忌他人了。

「自大之心」，人外有人，天外有天，小時候因爲幾乎所有的時間都醉心在武術，有一點小功夫就自以爲是，到美國教拳那兩年的時間，我發現外國人都很高大，所學眞的能應付所有人的挑戰嗎！答案當然是不能，後來我才體會到自以爲偉大的人原來是因爲眼界太小。世界太大，我們大部分的人都選擇看自己想要看的那一塊，心理學家研究出我們的大腦會選擇對自己不利或覺得不堪的事情做出選擇性的失憶，而慢慢的讓人變成自以爲是而自大，當我的年齡越長，見的世面越多，我發現越有能力越有地位的人越謙遜有禮，我想這也是他們能成功的因素，所以無論在任何領域上、事業上、地位、名譽、財富、功夫造詣或各方面的成就上，都是一句話——人外有人，天外有天，「天能勁源」的修練也是一樣，我們眞正都看到這能量的全貌了嗎？我喜歡金城武在電影三國裡面扮演諸葛亮的一句台詞，對很多領域我都只是略懂、略懂，我也喜歡自己常講的一句話，還在學，還在學。

「自卑之心」，很多人會對自己很沒有信心，覺得自己的長相、事業、家庭背景、成就都不如人，其實人眞的不需要去比較，如果只跟自己比，懂得欣賞自己，就會發現自己其實也不差，天生我才必有用，我覺得每一個來到這世上都有自己獨特的使命，所謂三人行必有我師，在某一領域裡每一個人一定有自己的強項，重點是我們自己有沒有認淸自己，太過自卑很多是來自別人給的壓力，其實做任何事我們眞的不需要爲了做給甚麼人看，既然不是做給別人看，就無所謂的自卑問題，把自己的心先醫好了，才能做出更多利己利他的事情不是嗎？

「憂鬱之心」，今年去聽了一場民歌50的演唱會，其中施孝榮歌手兼主持人講了一個很好笑的笑話，他說張飛跟關公被敵軍追殺時各自騎著馬飛奔逃難，張飛騎在前頭，不料看見前無去路只是懸崖，立即回頭跟關二哥大喊：「你快勒馬！」結果關二哥大聲回答說：「我很快樂。」就跟馬一起跌下懸崖了。這笑話還眞的滿好笑的，在這社會壓力這麼大的現代人內心裡，其實大家都隱藏些某些憂鬱，當壓抑不住時爆發了就可能產生憂鬱或躁鬱的問題，其實學習天能勁源後，我學會了樂觀思考，一件事總有一體兩面，我們習慣從壞的地方想，但從另一個角度看來可能是塞翁失馬焉知非福呢！考試考了51分但卻只失去了49分，眞的值得那麼難過嗎，讀書讀不好畢不了業，跟幾位世界級首富們比，他們很多人都讀不完大學呀，憂鬱的心多肇因於給自己太大的壓力，解鈴還須繫鈴人，心病還需心藥醫，當自己的心超脫於自身時，自己儼然變成無所求的「無心」之人，此時無想無求放任自然也許憂鬱的心就會轉變。

「忠於本心」，與自己的潛意識對談，找出最原始自我的初心，忠於自己，會發現其實世界裡有我，而我也擁有全世界，道家有「元神」說，有修行的朋友跟我說，每一個人的元神，累積了幾世的經驗與修行，有時它能善意的提醒自己走正道，趨吉避凶，有時也是自己的人生導師與顧問，隨時在提醒自己走在更正確的道路上，把心的正能量發揮出來係仁者之心、悲憫之心、助人之心、感恩之心、善念之心，一一的實踐本心，心需要學習需要教育，先教育好自己，也許能發揮教育影響到別人身上，讓大家能一本初心，眞正的了解自身的心神，您正心了嗎！心正了習「天能勁源」就不難了。

四、心法與內功

從年輕時就很喜歡看金庸的武俠小說，總是充滿了驚奇懸疑與想像，也夢想自己是小說中的大俠擁有著絕世的武功，後來習武了才發現武俠世界與眞實練武有很大的差距，原來大部分小說裡或武俠電視劇裡的功夫絕大部分都是想像不切實際，而武俠動作電影中的很多都是套招與特效，在眞實的世界裡大多都不存在。宇宙之大，天地之奧妙，在我習武四十年後我竟有了不同的看法，突然發現，那些武俠小說裡的功夫、內功、神功，竟然有一部分、甚至很多部分都是眞實的，這這這……我要去跟誰說呢？說了大家也不信，因爲我自己四十年來也一直不信呀！話說先師韓門五虎的孟憲明老師把他所有珍藏的太極拳書在三十幾年前都贈送了給我，我發現每一本書裡到處都有他的筆記註解，老實說一些古書寫的也是深奧難懂，有看沒有懂，因爲是文字，每個人的文學造詣不同，入門的途徑不同，天資也不同，所以當然解讀也不同，但是我比較誠實，相信我，一定有很多人跟我一樣不知他們在寫什麼，而且有很多的書事實上就是重複的一堆，雖然很多書都標榜著內功心解，行功圖解……等等，但眞的要從書中練出高深的內功我想是少之又少吧！甚至連寫書的人理論100%，因爲年代久遠不可考，空留文字沒能留下眞實記錄或示範影片，所以這些書把它被定位跟武俠小說差不多也不過份。

常有的武俠劇情主角突然拿到一本武林祕笈不要多久就會練成神功一統江湖，甚至稱霸武林，功夫也不見得自己要多麼的努力練，遇高人傳功也行，還有天質也是個問題，有人一學就會，有人學了一輩子也不很會，這跟我現實的習武之路是完全不同，根本不可能發生的啊。

誠如我在《天能勁源》第一本書裡面提到有一天我發現一種「能量」，用這種能量運用在我最喜歡的太極拳上面，我發現許多前輩大師，如我師公黃性賢所表演的太極勁道，我都可以做出類似的效果而且眞的如武俠小說一樣，可謂進步神速，當然因爲才剛發現練習不久，對實際的運用上還是有所其限制，但整體來說已經是一種大突破甚至是革命，因爲若照著傳統的方法來練習，我相信黃性賢師公所流傳下來的發勁表演影片中的功夫，我一輩子也練不出來，很多人試著用自己的方法去解釋但也做不出類似的表演動作，實難讓人信服，我終於知道爲什麼以前很多好功夫需要口傳心授了，原來眞的有心法，對我而言心法就是很難用言語或文學去形容的密傳方法，爲什麼是密傳，因爲眞的太難推敲了，我相信眞若有誰體會到了，在古時候那個封閉的思想敝帚自珍的年代，是不會想傳出去的，也是爲什麼很都心法都失傳的原因，剩下的就變成神話或是傳說了。

內功的奧妙

一直以來大家都在談內功，雖然也練了各門各派所謂的內功，但老實說跟外功比起來雖然不同，但在我的認知內功雖然比外功難練，但效果又好像沒比外功高明到哪去，所以常聽到說，外練筋骨皮，內練一口氣，重點是一口氣到底有沒有練出來，衆說紛紜，很多人都說有，但實在看不太出來，就算練出一口氣，捫心自問這「氣」怎麼用呀！既然怎麼用都不太知道，練氣就眞的能養生嗎，循著幾個路徑穴位走，就眞的能養生了嗎？誰知道是眞的有氣，還是只是自我感覺良好？自己覺得自己有氣，還是誰能證明體內的氣眞如你想像中的循行，循行後眞能養生或用於武術上嗎？眞的有太多太多的疑問了？

在我和幾個學生做了能量測試後，我第一次感覺到「內功」眞如武俠小說中寫的一樣，當然無法到那麼誇張，但至少能做出一二分樣，眞的能以能量（氣）來震退人好幾公尺，甚至十公尺，也眞能控制別人的行動，還能運功給別人立卽使用，也能馬上打出能量，這實在太令我感到震驚與不可思議了，當然我說過這種能量的打法可能因爲我功力還不夠，並不是對任何人都能奏效，但是總比以往用傳統的練法時對每一個人都無效的好吧！在我實驗數百次後，我發現已有超過一半以上受試者會有感應，而且慢慢適用比率一直在提高中。

其實不能適用於每一個人是很正常的現象，任何學問或武功技術都不可能對每一個人都奏效，好比學了幾年防身術，對一般沒受過訓練的歹徒也許有效，遇到高一點、壯一點或多少學一點功夫的人身上不見得會見效，但是用防身術擊退了一些弱一點的人卻是眞實發生的，不會因爲防身術對練家子無效而就說這防身術都是假的吧！而且這方法並不是說練出來就可以變很強、天下無敵等等，它只是個另類思維與方法，離實用還是有其限制的，正因如此不是更值得大家來研究發現嗎？別一天到晚要當僞正義哥要左打假、右打假的，我再說一遍氣場能量並非對人人適用，但一但氣場能量相協調（match），它是再眞實也不過了，好比我用O型血液輸送給一個需要急救的人，這人也是O型，結果對他有幫助，但是用同樣的O型血液輸送給RH陰性血液的人，它就是無法吻合，但血液卻是千眞萬確的。

說到這裡是不是激發了大家的好奇心或打假心了，我說過了雙手握緊裡面什麼也沒有，張開雙手敞開心胸，也許你會擁有一切，願意跟我探索這神奇的天能勁源的朋友們，讓我們繼續看下去吧！

第一堂

求道

——以武入道
身心靈之天人合一

一、以武入道

老子曰：「人法地，地法天，天法道，道法自然。」將天地人跟宇宙的規律定義的非常清楚，純任自然，不逆自然，順著自己本身自有一套定律。十幾年前我有一位一起練推手的師弟姓游，他那陣子說在看一本氣功書，自修某個門派的氣功，我聽著也不太以爲意，就一如往常地跟他在公園練習推手起來，不料我發出推勁都還沒碰到他，他就一直往後跳了幾步，接下來我只要想出手任何一式，例如太極的掤、履、擠、按等等，手都還沒碰到他，他就會向著我發勁（太極技巧性的發力方式）的方向往後、往前、向左、向右的顚退幾步，我問他你是練氣功練傻了嗎？我都還沒碰到你，你跳甚麼跳呢？他說師兄：「我是被你的內氣，頻率共振打到，根本無法入你的身。」我心裡想我是練了幾年外家硬氣功跟道家養生功，可能是多少有一點氣功或氣感吧！但他這樣跳我只能下定論是他練氣功可能練到走火入魔了，頭殼壞了，從那天起因為各忙各的事業就很少聯絡了。

一九九六、一九九七年左右我意識到雖然練了二十幾年太極拳，也看過很多有關太極拳的書，每一本太極先賢前輩所留下的著作與典籍都寫著不能用力、要用意不用力，結果自己也參加過全國幾次推手比賽，天啊，哪一個選手不用力啊？不用力第一場資格賽可能都無法取勝吧！從入黃式太極（黃性賢）太極門下就一直看著師公的影片，裡面的搭手輕靈，隨手一動，對手就輕易被震開好幾步，甚至有幾次我在影片裡看到對手只是碰到師公的衣服或隔著籃球、日光燈管，就顛退好幾步，天啊，我為什麼差這麼多呀！這些表演因為太過神奇，我的心也曾經懷疑過，這可能是為了表演弟子們配合的吧！我就請教了師父鄭顯氣老師，與其他曾有機會跟師公搭手練習過的幾位師伯、師叔、師兄們，每一個答案都是說千眞萬確，毫無造假，非常神奇，我用錄影機（那時電腦還不發達）反覆的看著VHS錄影帶，用定格、用慢動作來觀察，我看到被彈飛的人向後退的力線、力度與表情，我下了結論是

「這是無法用演戲的方法演出來的」，就算有一點配合承受其力道（太極叫餵勁，卽身體不走化去接住對方的力道或勁道），這力道也並非常人能打得出來，更何況那時師公年紀已經70~80幾歲了，但反覆看了幾十年還是沒有心得，電腦普及發達後，陸續也看了許多在網路上的影片或視頻，還有的人可以不透過接觸把人彈開數公尺，這實在太誇張了，但同樣的我雖不相信，心想被彈退的那些人爲什麼要配合演出，不是很無聊嗎？有些人演技也太好了吧？但被彈退時表情跟沉重的步伐又是那麼眞實？這些疑問激起我尋找答案的動力，我一方面苦練太極基本功，遍尋太極書籍，也請教過別門派學習太極拳的同好同道，幾乎都得到同樣的結論，那就是大家都不知道是眞是假，都用一些自己的想法去解讀，但解讀後也做不出來，所以百分99%的人都認爲那只是行銷手法配合演出。

因爲我相信是眞的，於是就一直找徒弟們來研究練習，也因爲沒人教方法，也不知道是練對練錯，所以就只能傻傻的練，就這樣一年一年的過去了。後來我在外國學生的介紹之下認識了Master Adam Mizner，曾在網路許多影片中看到他的太極拳的確能不用力而輕易的控制對手，發勁的方式也最像黃性賢師公，二〇一六年機緣下我就邀請他來台灣跟我們分享他神妙的功法，詳談之下發現，他除了學習楊式太極拳外也是黃性賢師公的徒孫，論拳齡、年紀、輩分還要叫我聲師兄，眞慚愧呀，我們的文化到頭來還要找外國人教回來，我號召了我的學生也發文給台灣太極拳總會台中以北所有的團體告訴大家這個好消息，能上他的課來長長知識，但是可能那時Adam在台灣還不太有名氣，也很多人看影片不相信他的眞功夫，認爲是作假，最後這研習班只有我率了我幾乎所有的學生參加上課，上完研習班我做出了結論，Adam的太極功夫是貨眞價實的眞正高手，但可能是我英文理解能力不好，和幾個徒弟遵照著他所教授的方法練習了幾個月毫無進展，也就不了了之了。

Adam曾經因爲腰傷痛到無法行走，也被泰國名醫診斷說若不開刀將不可能復原，在我學生的介紹之下他到台灣來找我幫忙，我用傳統整復推拿的手法，幫助他在一星期裡復原，之後，他提出想學這門技術，我也答應了，目前他也是我密傳傳統整復推拿技術體系唯一認可的外國人，後來我知道他和他的學生們在海外各國家都開了許多類似的推拿整復服務中心，他慷慨的分享了他在太極的技術與練習方法，我也分享了傳統整復推拿的技術給他，一直以來我們成爲非常好的Kung-Fu Brothers，亦師亦友，亦兄亦弟，幾年後他在世界太極拳界裡發光發熱，巡迴全世界教授他特有的太極拳成爲名師也是明師，眞爲他高興、也以他爲榮，祝福他把太極拳文化繼續發揚光大，二〇一六到二〇二〇年我依然繼續著我的研究，一直到二〇二〇年2月23號，我徹底放棄了，我下的結論是，這是這一輩子我都無法練成的領域，不如放棄吧！

就在這個想法出現的一刹那間，我突然感受到一股能量湧進我身體，那時我正在教七、八位學生傳統整復推拿的技術，正在上課教學中，我叫我幾個學生推我胸口看看，沒想到幾個學生竟然反彈了幾步，更誇張的是有幾位學生甚至還沒碰到我就往後退了幾步，我趕快叫我學生用手機也拍下了當時的狀況，我問那幾個學生爲什麼我還沒碰到你，你就往後退，他們說眞的很奇怪，他們也不知道爲什麼，我說我比你覺得更奇怪，因爲我甚麼事也沒做，我試了當天所有的學生，有三分之一不用接觸到即可令他們後退數步，除了一人完全無感覺之外，其他人就算無法用凌空勁（不接觸卽震退），也只要輕輕一碰卽彈退數步。天啊！這不是我一直在追求的太極境界嗎？從那天開始我好像找到了一種全新練習太極拳的方法，慢慢的我和幾位學生開始感受到能量、甚至看的到能量了，我用這種方式來模仿網路許多太極前輩大師的表演，沒想到我也能做出幾分樣了，從那天開始我和幾個學生天天在探討，天天在研究練習，每天都有不同的體會與收穫，整理出一些方法教給幾位學生，他們很快的也上手了，這眞的是太神奇了，這功夫眞的是我自己練出來的嗎？我想我一直堅持40幾年不放棄，應該只是原因之一，更大的原因我想上天可能要賦予我一些任務跟使命吧，不然我已經要放棄練習了，幹嘛要我有這種「奇遇」，所以我究竟怎麼體會到的，老實說我自己也不明白，可能是三丰祖師看我執著的傻吧！因此我決定不藏私地跟大家分享我整理出來的方法給大家參考，這個方法也許就是古人說的「道」吧！道法自然，就如這門功夫在我身上自然的產生，我瞬間更清楚了「人」、「地」、「天」的修練與能量產生的方式，也是這學問的精髓，那就是從自身眞正體悟到明心，看見自己與自己的內心對話，再進階到靈性的修練與他人甚至宇宙間的頻率與能量場協調，眞正達到體悟身心靈與天地人相應的天人合一的境界。

二、明心見性，性命雙修

佛家常說「明心見性」，我們是否有足夠的智慧去了解自己的眞心、眞性情，去除自己不好或舊有的習性，然後見性起修；禪宗也有「不識本心，學法無益」之說，在修練「天能勁源」時，首先要摒除以往練習各項技能或武藝時的思維，換句話說就是「開悟」，若無法去除舊念舊思維，永遠找不到內心眞正想追求的那個法門，在道家又言性命雙修，指身心要全面修練，心指心性精神，命指身體生命，性與命雙修才能眞正達到養生的效果，簡單來說，性，卽心理、心性，命指生理、身體、生命、精氣神，道家常說「神是性兮氣是命，神不外馳氣自定」，性命雙修才能用智慧看見眞正宇宙人生的能量，其實一路走來我一直認爲自己只是一個平凡的武術愛好者，俗稱「武癡」而已，而冥冥之中爲走上「以武入道」之路，也是「道法自然」，自然而得來的，三丰祖師認爲道生天地萬物，陰陽動靜之機化玄微之妙，無極而生太極是萬物的根本和主宰，而流傳下太極拳能養生、能保健、能修身，這一類的著作不勝枚舉，但大多不是艱澀難懂，不然就只是在招式解析、抄寫歷代的拳經拳論，簡單的說，多半是有看沒有懂，好像懂時，也是似懂非懂各有解讀，解讀完有略懂也做不出來，做出來也不知對不對。而我自從體悟了「天能勁源」的能量後，時有靈感與三丰祖師相應，祖師當年傳道後將自己領悟到的內修道法形成內家修練之道，其最終目的仍提到生命境界通透宇宙人生之眞理，這部分就少有著書來論述了。這也是我推廣「天能勁源」的目的，第一本書裡我強調，「天能勁源」帶領現代人在「生活」「學習」「工作」「運動」「社交」「養生」六大方面無窮的助益，這本書裡我將結合這些優勢加上「心理」、明心見性、性命雙修的「開悟」領域來提升生命的能量、品質與境界。

三、探索身心靈

在八〇年代台灣曾流行一陣子各類的身心靈修練課程，這股風潮不但帶進了對岸，也持續在台灣各界有著一定的熱度，尤其以白領階級的社會精英、企業家，更是爭相參加相關的課程，一般搭上身心靈領域相關的有：禪修、瑜珈、占星、占卜、催眠、塔羅、靈療、相命、頌缽……等等，不勝枚舉。從事武術教學之工作超過三十年了，其實一直跟各行各業、各年齡階層的學生們互動交流，又在金融圈服務了一、二十年，也算識人無數，加上年輕時也研究了些紫微、面相、通靈、體相、八字、姓名學、手相等學問，對心理學方面一直很有興趣，其實身心靈的領域跟武術界或其他行業一樣，各門各派百花齊放，衆說紛紜、良莠不齊，去年我練出「天能勁源」的能量後，我突然可以對接到一些人的腦波頻率，好像直接可以用來跟別人的潛意識溝通，這些經驗我將在下一個章節裡來跟大家分享，其實練出這種感覺對我而言最大的好處就是我能更容易分辨與分析各身心靈的學派了。

其實撇開少數亂搞、詐騙的單位，跟練拳一樣沒有誰強誰弱，或是那種功夫或學派比較好的問題，最大的重點是，哪一種學問跟功夫是最適合你，最適合自己。首先我介紹一下身心靈，因爲修練「天能勁源」的最終目的，早已經跳脫了武術的領域，他涵蓋了教育、學習、社交、運動、工作、養生及「心理（開悟）」七大領域，最終目的是要提升每個人的靈悟及生命的價值與境界，而用現代的語言來說就是身心靈的眞正平衡。

什麼是身心靈呢？簡單來說就是形體與命體，通過五覺，視覺、聽覺、觸覺、味覺、嗅覺，感受到的人身；這個身能有金錢、地位、事業、家庭、成就等等，而對應到身的內在就是心了，心指的是心理層面，是種情感、情緒與意念，所以心之所向，身之所往，心能決定身的行爲，靈則是更高更深處的心、潛意識、元神及各種超越時空、地點、宇宙、事物的精神力量。

身心靈對應到道家的精、氣、神，在中醫裡「精」是形成身體維持人體生命活動的基本物質，而道家的「氣」超脫了呼吸的氣，正心養氣，「神」的虛無參透宇宙人生哲理，在太極世界裡，身心靈對應到氣、意、神，這裡的氣指涵養在身上的能量，還是侷限在身體裡面的；意呢，是透過心來操控運用氣的能量，神呢，是對接天地宇宙之能量的實踐。所以我們可以初步了解到，身是自我，主要是了解自我，成爲外在自己，心是小我是認淸眞正的自己，做眞正的自己，而靈是大我，是了解自己生命的意義，進而做出「對」的選擇。什麼是對的選擇呢？認淸生命的意義與價値後，找出最適合自己、最喜歡會感到最有成就感的事，一生把一件自己認爲最重要的事來完成來做好就是「對」的事了。

要達到這個目的，首要的是身心靈的平衡了，太極拳是一門相當好的身心靈平衡的學問，底下我分享在太極領域裡能讓身心靈平衡的方法給大家參考，我個人是相當推薦太極身心靈的修練方式，也許也會是你最適合的身心靈修練方法喔。

四、身的修練

天能勁源應用在太極拳領域上的「身」，在很多的太極拳書籍裡常強調姿勢、結構、重心、意念、形式、招式等等，其實各自有強調的重點都很好，這些書籍太多了，所以大家都可去參考，我在這要提出的是跟一般強調的重點不一樣的地方，以能量內功的角度來探討，先了解身心靈要協調，首先得要身體健康，人身前有三宮：曰泥丸、絳宮、黃庭，爲神氣棲泊之所，後有三關，曰尾閭、夾脊、玉枕，爲神氣通暢之路，簡單來說，泥丸爲上丹田，卽神之所在，絳宮爲心（意），黃庭爲下丹田爲氣海，卽神意氣，後三關爲尾閭穴、玉枕穴、夾脊穴爲氣息能量之通道，在「天能勁源」的練習中，要將三宮與三關相協調、身心靈才會協調、身體才會健康。全身要鬆透（鬆的方法可參考天能勁源第一冊P.109五鬆練習），才能把身上的能量通道打開，後三關要矗直起來，這種矗直起來不是硬拉，而是脊椎用意念想像上下對拉開，頭頂好像被繫繩後上拎起頭顱（頂頭懸），而放鬆能讓尾骨自然受重力成一鉛垂線向下（收尾閭），但是這頂頭懸與收尾閭到處都在講，很多人都在練，但爲什麼大多的人都感覺不到能量呢？

因爲當脊椎上下串直暢通，此時能量就會自然湧入身體，但因爲頸椎與胸椎的交界處有一個明顯的折點，腰椎與薦椎交界處，又有第二個折點，所以能量不會進入身體裡面，我們可將下巴略向胸前收再慢慢抬頭，此時意念想念天上有股能量從頭頂要流到我們身體裡面，將自己的脊椎通道與上天的能量相對應，你就可以清楚的感受到能量會流進身體裡面，注意每個人只有唯一個頭仰角的角度，能讓天的能量暢行無阻的流到身上，用同樣的方法將骨盆前收或後挺，慢慢的感覺地心的能量會由尾椎上行至體內，慢慢去調整骨盆的角度，你會發現每一個人都只有一個骨盆彎曲的角度，能讓我們對接到地上的能量。

要知道太極拳是內家拳，練的是內功，當我們過度著重在外形的調整，卻不知爲何要做出立身中正、頂頭懸、收尾閭這些動作時，也不知道怎樣的角度才是正確的時候，看到這裡有沒有一種恍然大悟的感覺？當天地能量眞正進入到身體裡時，才能眞正發揮太極拳對身體好的效用。而鬆才能建立出暢行無阻的能量（氣）通道，可以不需要去出多餘身體不必要的力量，用來節能以養生。

五、心的修練

當天地的能量下來到我們身體裡面時，身體裡有幾個重要貯存能量的地方，不同貯存的位置會有不同的功能與效果，而如何能正確無誤的將能量導流入正確的位置呢？只有靠「意」了，意在心，所以常常在講心意相通，能量（氣）要由意去領路，否則用在沒有用的地方也浪費掉了，要引領氣去哪裡貯存呢？一般有四個地方。

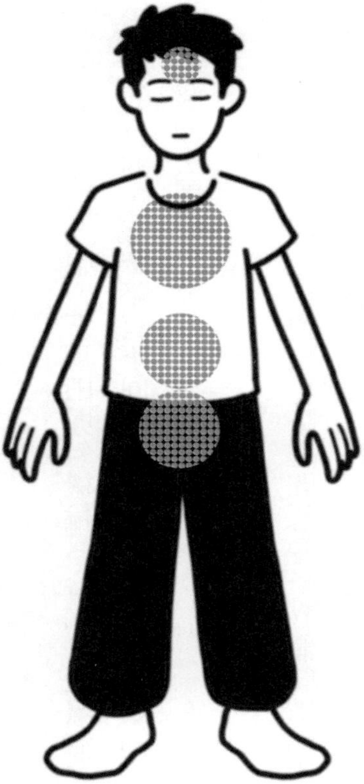

身體主要的四個貯存能量的地方：一、上丹田，二、心輪，三、中丹田，四、下丹田。

一般修練上、中、下丹田與氣機輪（心輪、上氣海）的位置，因各門各派修練的目的、方法略有不同，因此也許會有稍許不同，依我練習的經驗本門的練習方法是很不錯的，講解如下。

上丹田：在眉心正中到髮際之間想像一立體圓球的空洞（以髮際到眉心的距離當直徑），若能量貯存於此，最主要能開發潛意識、人身潛力與特異功能，後面章節所提到的潛意識能量開發或類催眠修練都以此部位爲主。

氣機輪（心輪、上氣海）：從鎖骨到膻中穴（兩乳之間、胸骨正中）之間，想像一立體圓空間（以鎖骨到膻中穴的距離爲直徑），能量貯存於此爲開發天能勁源的第一步，因爲膻中穴周圍位置是氣機起伏最敏感的地方，也是我當初感應到天能第一個反應位置，此部分可稱之爲人體最精密的電子電池，因爲它不但貯存了能量也兼具指揮分配各部位能量貯存位置的大小與流動方向，是身體能量的控制中心，是有智慧的人體電池總指揮部。

中丹田：從膻中穴下行到肚臍至爲中丹田，一樣用膻中穴的位置到肚臍位置的距離爲直徑，想像一個立體圓球空間出來，此位置爲中丹田，爲下丹田能量的加強版跟後備位置，一般而言這裡的能量強度大，常與下丹田結合互相運用於武術、技擊等運動上。

下丹田：雙手大拇指放在肚臍上方，肚臍往下張開虎口的一個手掌大小的位置，此時雙手拇指與食指相對，以大拇指到食指的距離爲直徑，想像一個立體的圓球空間在體內，此區包含了兩個重要穴道、氣血穴（肚臍下1.5寸）與關元穴（臍下3寸）位置。下丹田是胎元先天呼吸的所在，爲氣機之海，人體的發電機，下丹田是培養能量、累積能量，進而產生能量的最基本的地方，古時道士把下丹田比喻爲練丹的爐，可以將宇宙大自然的能量融合自體能量來加工修練以達到「天人合一」的修練境界，此位置的能量最重要用在養生強健身體上。修練一陣子後常與中丹田結合交互轉換或融合使用在功夫的領域。

知道了這四個能量的位置之後，可依我們修練的目的，用「心」去引領能量到你想要的位置，因爲能量「氣」是沒有形狀也無具象的，所有的運動只能存在一心，唯有誠實的跟自己的內心眞正對話並能用心去感受到自己體內的能量，才能駕馭引領能量的運行，這裡心的鍛鍊就很重要了，因爲除了少數道行較高的老師可以看的出、或感覺的到別人身上能量的流動，能正確的糾正別人的錯誤外，一般許多修練內功或氣功的人，大都停留在有想沒有做，或有想卻做不到的境界，更有一些自我感覺良好的練習者，明明氣機沒流動沒發動，自己卻以爲有練成功的人也不在少數，所以在身心靈的修練上，最難的是你眞能誠實的面對內心深處的你嗎？要以心馭氣，是需要練習的，在後面會有幾個方法來幫助大家，用念力來以「心」行氣，而「心」的鍛鍊主要運用的能量位置就在氣機輪上。

六、靈的修練

靈，卽太極講的「神」，神是精神力量的高度凝聚，能超脫生死，超越時空，縱橫古今，聽起來還眞「神」，我們常聽到神功這兩個字，就是因爲太神奇了所以才有了這樣的稱謂，但是爲什麼神呢？多半神功被過分誇大，更有欺世盜名詐騙之輩作梗，現在聽到神功往往都與負面的知識連結在一起，在「天能勁源」裡我對神的定論是先打開宇宙天地間能量對接的通道，獲得了奇幻的能量泉源，進而開展自己的眼界與智慧，人的精氣神（人三寶），可與天三寶（日月星）地三寶（水風火）互相呼應融合，而達到「天人合一」的境界。在太極拳的運用裡，所謂的「神功」原不是我們用身體的力量結構或動作與技巧練出來的本力、拙力或巧力而得，而是運用宇宙虛無（因爲平常看不到能量）的強大無限的能量，來表現在內功或外發的奇妙力量之上，簡單的說不是用一般「人」的訓練方法可以練得出來的，所以太極說「階及神明」的體悟境界，當然要用「神」的角度去修練與「明」白了，像是淩空勁（不接觸的發勁）就讓人很難理解，也沒辦法在體能與技巧上一直練就會成功，只能用宇宙能量來做到，只是被許多人作假或誇大其功力，而造成一般人的反感。淩空勁是一種很科學的學問，一般大家不了解這種現象，不明白的人對這功法嗤之以鼻，明白了其實也沒那麼「神」，重點是「淩空勁」本身沒錯，錯的是那些用淩空勁來標榜自己有多強的人與一些練不出來但卻做假表演的那些人。

總之眞正的身心靈修練並不是一般上上幾堂課、聽聽某些音頻經文咒語，或者把自己置身在一個舒適安逸的環境之下聽聽別人的建言或毫無根據的預言或自我感覺良好就可以了。只有當身體的精氣神，道家的天地人與太極的神意氣精準的對稱協調了，我們才眞的可以感受到不一樣的宇宙、世界與人生觀，也會幫助自己在人生的道路上找到眞實的自己，做自己最快樂的事，做自己認爲此生最有意義的事，這就是我說的眞正提昇生命的層次、品質、高度與境界。

第二堂

進階

——天能勁源
進階論述與功法

一、天人合一為天能勁源之最佳論述

在二〇二〇年「頓悟」天能勁源後，每天都與我幾位弟子不斷的研究、試驗與討論，一般功夫的學習過程大都是先有方法，經過不斷的學習、模仿、苦練而得，但修練「天能勁源」時，我走的都是幾乎完全相反的一條路，因爲我一直在探討研究的功法，實在太過神妙，有的老前輩身懷絕技的早已作古，駕鶴西歸，只剩下一些口述著作，這些著作通常只剩下艱澀難懂的文字，沒圖片、沒照片、沒影像，有的雖留下一些珍貴影片，要麼不清晰，要麼純示範表演，也沒說要怎麼練，加上又有一些作假配合的影片參雜其中，眞的是讓人覺得似眞非眞、似假非假。

當我放棄傳統的練習訓練方法後，我第一次眞正體會到內功，但老實說它怎麼練出來的，我並不很清楚，雖然好像練到了一點東西，又說不出個所以然來，我第一個想到的是我花時間研究了幾十年，好不容易有點感覺，這能量功法眞的不錯，若傳承不下去，那不是好多人又要花幾十年來研究了，也許一輩子也沒有像我運氣好「頓悟」。那不對吧？一個傳承的使命感湧上了我的心頭，於是我召集了我的幾個學生開始反推這門學問，先從有功再去求法，再做「人體實驗」用消去法來驗證，做了幾千次的實驗討論、驗證，皇天不負苦心人，我終於整理出了一些心得與頭緒，幾位學生依著我的方法筆記，在很短的學習練習後，都頗有心得與收穫。

在我研究這能量爲什麼會產生時，我也翻閱了無數個領域的書籍來參考，其中最令我感覺到興奮與震驚的事，「天能勁源」完全可被一些古書中的理論完美詮釋，而在本書中我將跟大家分享原來這些理論都可能是眞實的，若能把原汁原味重現江湖，古書中的理論將不再只是「理論」了。

在養生方面「天能勁源」提出了一種革命性的看法，就是修練天、地、人來得到天人合一的境界。一般我們修練或訓練大多都離不開自身的身體結構、體力的鍛鍊，但因爲人體先天的能量主要來自來食物、飲水、陽光、空氣的攝取，能量實在有限，加上人體一定會慢慢老化，此種能量受到先天體質之限制，加上年老後效率迅速下降，而無法滿足我們生命之所需。我們把「天能勁源」的修練分成三階段人、地、天來探討。在「人」領域裡我提出了優化身體能量效能的幾個方法，除了傳統人身三寶「精、氣、神」的修練外，它分別是啟動深層肌肉與運作筋膜及骨架肌肉能量的開發；若能找出方法用對接到地心的能量，包含地心的熱能、電能、地球的磁能及水、火、風（地三寶）的能量到身體上，已經是大到可怕的「地」的領域能量了；這時用在行、走、坐、臥等活動，乃至生活上的所有所需實在已經太足夠了，若進階到能吸收對接到宇宙天地的能量，如太陽、太空、銀河、行星等天三寶（日、月、星辰）能量時，這就好像是換了一顆永備強力電池在身上，隨時取之不盡用之不竭的能量，用在身上不僅可益壽養生，更有脫胎換骨返老還童之感，而且運用在一些能量展示上會有如超能力，甚至特異功能之感、此時就達到「天」的修練領域了。這種以天地人（三才）對應日月星（三光），打開宇宙天地間與人體對接的通道來運用天的能量以補充人生內氣（能量）的方法，足以提高免疫力及對疾病的抵抗力，這種養心立命的方法，讓我們眞正能體會「天人合一」的能量即是「天能勁源」的最佳解釋。

天能勁源修練過程順序與方法

啟動能量：節能（人）↓聚能（地）↓造能（天）↓天人合一（道）

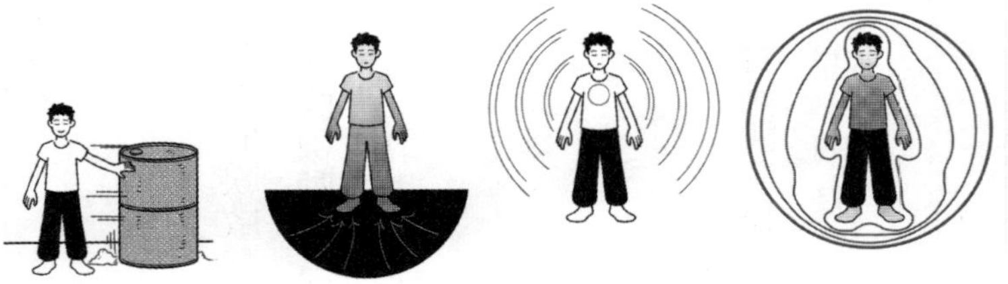

二、啟動能量——「人」的境界

第一層「人」的境界，可分爲深層肌肉啟動、筋膜啟動、肌肉之內能量、骨骼之內能量，四個層次，關於深層肌肉與筋膜啟動在第一本書中已有不少論述，本書將介紹肌肉之內能量與骨之內能量，兩種練習方法給大家參考。

肌肉能量法

● 目標——體會並產生肌肉能量流；練習出骨肉間能量空隙。

● 方法——練習想像將人體的骨骼與筋肉分開，即有「骨」、「肉」分離之感，並將肌肉全部溶化成能量液體。

練習步驟

1. 用「站如坐」的站姿（見第一部），將身體的每一部位完全放鬆，將意念放在全身肌肉上（包括筋、肌腱、筋膜），開始想像每一塊肌肉都溶解成液體狀，好像一個人形的冰淇淋在太陽下溶化的感覺。
2. 從上而下運用相同的方法溶解掉身上所有的肌肉，此時想像全身的肌肉都溶解成一種高濃度的能量液態，慢慢將這液體用沈水功的方式沈入腳底，再沈入地球，甚至地心。

黃師父劃重點

能量是一種只能意會卻很難言傳的感覺，有些人聽到這練法一定會很驚訝，連聽都沒聽說過，因此不相信也不屑練習，別忘了在書一開頭我就說過放開心胸，練練看，馬上會有收穫也說不定喔！

人對新的事物剛開始都會很排斥，好比我們去中式餐廳點菜時常常都是點習慣吃過或點過的菜，不妨嘗嘗新菜的滋味，肌肉溶解能量練出來後，可有效解除疲勞肌肉，也不會有一般運動過後容易痠痛的問題，因爲這種練法跟西方流行的健身運動觀念不太一樣，不直接以負重來鍛鍊肌肉組織，反而以鬆化肌肉組織來練習，不但可以產生一股強大的內功能量，也不容易有運動傷害像是肌肉拉傷或乳酸過度堆積造成的痠痛問題，是一個非常好的養生功，至於產生的能量有多大作用呢？將在後面運用能量使用勁道的時候分享。

骨骼能量法

- 目標——體會產生骨骼能量流，練習出身體內部形體的能量空間。
- 方法——練習想像將人身體內的所有骨骼（骨架）全部破碎打成細粉並溶解，與溶解的肌肉液體能量流一起融合。

練習步驟

1. 用「站如坐」的站姿，將身體完全放鬆，將意念放在全身的骨骼上，開始想像每一塊骨頭慢慢破碎成爲細粉狀並溶解，並跟已溶解的肌肉能量流合成一種骨肉融合能量液體。
2. 運用此方法將全身從頭到腳所有體內的骨頭一一破碎打成粉並溶解，用沈水功將此液體全部流向腳底再流入地球、地心。

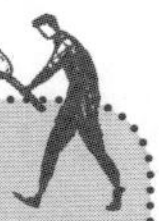

黃師父劃重點

身體內的能量（內功）會隨著你練習的時間慢慢增強，剛開始用「骨」「肉」分離的境界，慢慢提昇至「溶骨」、「無骨」的境界，所產生的能量愈來愈大，當這兩個境界練熟了，就可達到無形無相全體透空的更上一層境界，此時卽可以打開跟天地能量的對接開關，感受到宇宙天地的能量場了。

三、啟動能量——「地」的境界

第二層地的境界，這邊介紹如何與地能、地心對接，並感應與地磁的相斥對接。

地心地能對接

● 目標——開始對接「地」的能量，練習身體對接地球與地心之能量。
● 方法——用「站如坐」站姿，運用前面介紹「人」的境界的技巧，做到無形無相、全體透空的境界以對接地能。

練習步驟

1. 採「站如坐」站姿，腳「吻地」（見第一冊），在第一冊P.143頁裡有提到，身體與天地能量對接的重點在頭頂尾椎上下對拉，卽可與天地能量相連。

2. 對接地能，把全身放空、想像自己的身體變成無邊際的透空體，同時人形與地球形成一個一體成形的透空、透明物體。

3. 想像腳底有兩個管狀試管，從腳底插入到地球再下地心深處，用心去感應地球的磁力與地心的熱能，此時身體卽與地心與地磁能量連結形成一體，地心能量會緩緩流入身體。

黃師父劃重點

在對接天地能量時，一定要遵守「杯子要先淸空，才能重新注滿」之對接原則，若無法順利對接，要從「無形無相、全體透空」八個字裡求，另外想像力（念力）也很重要，全身與地球形成一體，並用腳底「吻地」的方法對接到地球的地心深處，卽可感受到自己變成一個換了電池的新能量體，此時地球能量已在你的身上，這股能量能活化身體的細胞，促進新代謝，用在日常生活中的各種耗能的活動或運動都可輕鬆駕馭，此爲養生的眞意，同樣的也可用能量發勁方法來測試、體驗或證明「地能」的存在。

感應地磁相斥的對接

- 目標——開始對接，並感應地磁相斥的能量，練習用念力將地能轉化爲相斥的能量磁場。
- 方法——當對接到地能後，運用念力將身體裡面的能量往地心深處打，此時能量會反彈上來而與地心形成對拉（與磁力之同極相斥的力量相似）。

練習步驟

1. 全體透空對接地能，用地心地能對接方式讓地心能量緩緩的注入身體直到注滿，此時身體與地球能量合而爲一，似有一橢圓無形能量將身體整個包滿、包實。

2. 用念力（腦力想像）將身體之能量，由內而外向外面撐開，如離心力一般，此時身體如打氣中撐大膨脹之氣球向外撐開，身體外形即會產生一無形的磁力防護罩，而腳底的能量往地心深處打的時候會有跟地心的磁力產生同極相斥的感覺。

黃師父劃重點

當能量注滿身體後，想像身體有一個由體內向體外撐大撐開的感覺，全身向外膨脹，此時有兩種方法，第一種方法是由體內加壓丹田讓身體外形撐開，第二種是將全身放鬆讓丹田能量自然流到身體的外形周圍，此兩種能量的功能在應用上略有不同。

練習體會這種腳底與身體外形對拉、膨脹與腳底的能量往地心深處打的感覺。當地能充滿全身，此時能量會自然注入身體的肌肉與骨骼，有強健筋骨、預防肌肉與骨質流失的問題，即太極拳中說的「氣（能量）歛入骨」，使骨骼密度與肌肉密度加強。

四、啟動能量——「天」的境界

第三層「天」的境界，這裡介紹接收天能的幾個方法：地球的能量受到太陽、銀河、行星，宇宙核心的影響，這些能量皆由吸引、放射等相互作用始成陰陽，陰陽合一謂之「道」，而道化生萬物，天地人的本質是一體的，萬物的本質也是，所以可以互相連接轉換，虛無玄牝，隱含陰陽，卽無中生有，先無極而太極，接通人體與天地的開關，謂之玄牝之門。我用白話一點來說，我們平常或一般人爲什麼無法打開玄牝之門呢？因爲人體內有太多的物質了，有五臟六腑、有血液、有氣息、有骨骼、有肌肉、有心神意念等等，在我們處在的外在環境下，一般只有空氣，我們若要與外在的日月星辰、地水火風相接應諧調，最接近的介質，就是空氣，因此若能將我們的全身練到無形無相全體透空的境界，身體內的「空」與外在的空，會同樣處於一種互相轉換同質性高的場域裡，因此就可對接到宇宙間的能量了。

我分享兩種「天能」聚能法給大家來練習，第一種是心輪聚天能對接法，第二種是天地能量對接法，此兩種神妙的功法顚覆了我習武42年的執著與觀念，當我把這兩種能量運用在太極發勁上面，很多的勁道都可自然用意不用力的發出，師公黃性賢宗師的太極拳發勁影片在網路上、「YOUTUBE」上都可輕易找到，他所表現的空靈勁、鬆沈勁，甚至穿背勁、波浪勁，因爲太過神

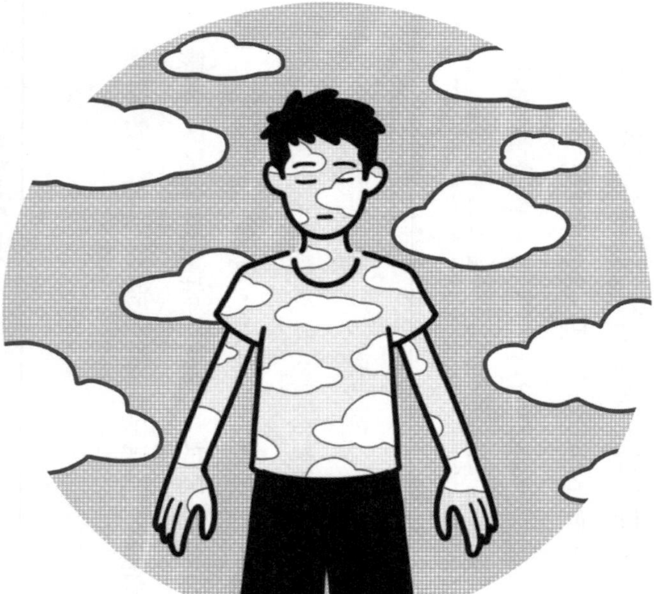

天能聚能法

妙，被很多人質疑作假，但信者恆信，不信者恆不信，若用傳統「人」的境界以結構力學技巧，甚至餵勁找人配合演出，相信都不可能做到的，因此我也研究了幾十年，終於在二〇二〇年8月18日悟出師公的能量運用方法，用太極的境界來說，就是「階及神明」亦是道家所謂「練神還虛」的最高境界，在很多的書上寫了很多有關太極練法的進層，先從姿勢中正↓拳套↓推手↓散手↓懂勁↓階及神明等等，我以前也依循著這個方法與過程來練習，可是到一定的程度之後就無法再精進了，怎麼練也練不到再往上進步的感覺，老實說那些寫書的前輩先賢，雖然不藏私的把前人的知識與個人的體悟都分享下來，我是很尊敬與佩服他們的無私與熱忱，但試問這些前輩們又有幾位能眞正練出如他們書中所講的，依我之拙見若按照大部分的太極拳典籍來練習，是不太可能練出來的，很多書籍作者本身也沒練出來，只是把拳經拳論抄背出來，或許再加上自己的見解，因爲他們自己也沒練出來自然教的方法可能也不對，還有些前輩在舊時代的觀念影響下，並未把眞傳公開分享。

我在本書中會附上一些影片視頻連結，加上一些講解，當很多人看到影片時，第一時間一定會批評我作假，因爲這種勁道不是一般用力學和傳統練習方法可練成的，對這個作用力學的產生不瞭解，所以就會覺得很假，我自己的經驗也是如此。我把黃式太極練習的密法分享給大家，並未說這種技法就一定很強，就一定是正確的，只是純分享本門是如何做到這種技術而已，各門各派都有其優缺點，在此不作討論、也不比較，只研究共同相互學習，希望讓更多的人喜愛太極拳，從研究太極拳中來提升大家的生命品質罷了，至於被大家說到作假，與其我一個一個體驗解釋，不如公開這個方法讓大家參考練習，當大家都能輕易做到前輩大師們所表演的太極功夫時，好像「大師」也不是那麼「大師」了，神話也不再是永遠不可碰觸的神話了，當人人都了解都可以做到時，自然不存在假不假的問題了，我再說一次「天能勁源」只是一種學問、一種能量，不是練出來就是大師、宗師，大師、宗師之所以流芳百世，一直是在德而不在藝，藝精不過是武師，只有武德高尚、德藝兼備才配的上大師、宗師之名。

心輪聚天能對接法

● 目標——將天地能量對接到身上，產生脫胎換骨的感覺，隨時可以跟宇宙天地能量對接產生「天能」。

● 方法——自然站姿，用無形無相、全體透空，將五行之中之水的能量接通到自身身體產生「超能力」。

練習步驟

1. 不需限定任何地點、時間採自然站姿，先用意念把全身透空，此時在胸前膻中穴位置到鎖骨間，想像有一個透空、前貼後背穿過身體的圓柱體空洞、即心輪。

2. 心中具象練習：用念力想像，觀想或冥想水能能量（可以是湖泊、瀑布、大海，甚至海嘯、水庫洩洪……等等），想像能量愈大的水景，得來的水能能量就愈大，心中具象最好要有親身經歷到訪看過的水景，若無，可找照片放在眼前將水景映入眼簾。

3. 吸收具象裡水景的能量。將具象的水能想像如波濤洶湧的從四面八方湧入心輪，此時心輪內會產生愈來愈厚實的感覺。

4. 重複步驟3的動作3～5分鐘，直到胸口漲滿水能有著如新的日曆一樣的

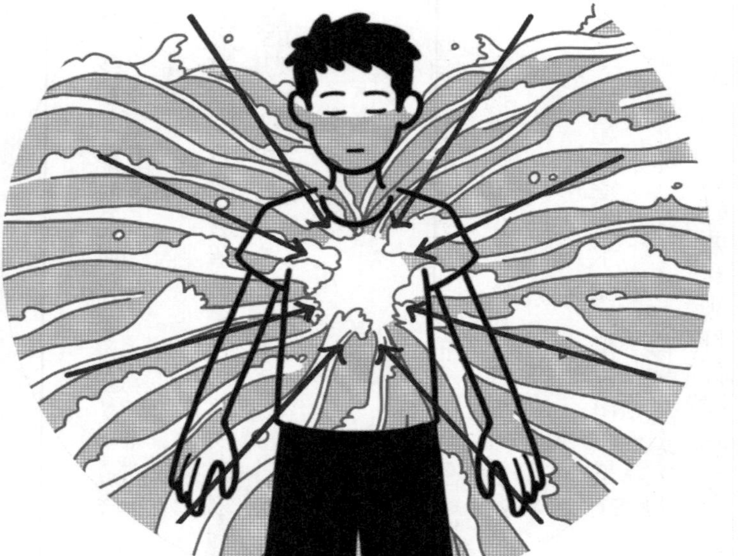

心輪聚天能對接法

厚實感產生爲止，此時天能「水」能已經對接並進入自身身體，而使胸口心輪充滿水能。

5. 現在人身上的「電池」已經換上使用不盡用之不竭的天能電池，會有精足不思淫，氣足不思食，神足不思睡，練精化氣、練氣化神、練神還虛的效果，當我們在肉身疲勞、精力不足時，時時可以接上天地的能量來置換身上的「電池」，這方法不是太美好了嗎？

6. 因爲產生的能量是很巨大的，若不使用聚來的能量，往後會有好幾天精神飽滿不貪睡卻不會感覺累之現象，就算輕食少量也不太會有餓的感覺，既然不會餓就不會暴飲暴食，可達到養生的效果，這就是「能量」的好處，所以除了聚能，還要學習散能，將多餘不用的能量散去，方法很簡單，用意念將心輪中水能如立體的漣漪般放射狀的向四面八方的散去，會發現心輪能量慢慢散去，當散到自身能駕馭使用之能量時即可停止，若想休息睡覺前，亦可完全將能量散去至空無的狀態。

黃師父劃重點

五行的能量雖皆可使用，但方法卻不同，首先進入天能的領域，先以水能爲主，概因任何人與自身能量或頻率的對接質量最相近的介質就是水（人體有70%之水分），故在運用時比較容易與人相對接相應，另外大自然裡面的水能具有強大又包容至柔之力，又有如滴水穿石至剛之力，水能剛能柔也較符合陰陽之運行。

具象時要專心，練習時以水能導入心輪爲主，其他的貯存能量部分功用均有所不同，如下丹田以調息養生爲主，中丹田與下丹田合一以武術爲主，上丹田以開發超能力、潛意識、特異功能爲主，因爲有很多細節用言語及文字較無法明白表示，而且修練的功力程度要高才能有體悟，本書就暫不討論，這些較高級功法論述，待有機會再跟大家分享。

前面有提到本門黃氏太極黃性賢宗師用水能做到太極階及神明的境界，將在後面天能勁源運用的章節裡跟大家分享，當我體悟出一、二時，深感前人、先賢的智慧的偉大，也自覺自身的藐小，學無止境，總之還在學，有興趣的大家一起努力研究。

天地能量對接法

● 目標——運用天地對接的方法，對接到上天下地之宇宙能量，產生彈簧體，啟動自身防護罩之功能。

● 方法——用上天下地法，將脊椎上由頭頂百會穴對接到天的能量，下由尾閭對接到地的能量，用意念將脊椎柱想像爲中空，將宇宙天地之能量導入自身身體體內，充沛元氣並形成自體的能量防護罩。

練習步驟

1. 以「站如坐」站姿，全身用無形無相、全體透空來運作，將脊椎上下對拉，此時想像有一個巨人從頭上將自己的頭拎起來，尾椎用意念向下延伸有如一木樁插入地上。
2. 用地心地能對接法接通地能，使地能充滿全身。
3. 用念力將脊椎通路打開（好像中空），想像天上有一能量由百會穴從上而下直直打入脊椎，此時天能會從上而下進入體內，地心中的地能亦從尾閭由下而上在三關路徑（玉枕、夾脊、尾閭）相會後而佈滿全身。
4. 此時上下天地之能量源源不絕的注入體內，當身體內氣充足後會平均的向身體週圍擴散並包覆在體外形，成一個約3～5公分的能量圈（視能量大小而定），身體就會形成剛勁的彈簧體（如皮囊氣球般），可抵禦外力及外能入侵，有如內功領域之金鐘罩一般。

黃師父劃重點

對接時要有正能量，當我們接收天能時，最常被問到的問題就是，師父你會不會不小心接受到負能量，或者你不怕練到走火入魔之類的話，的確天地間除了正能量，當然有負能量，所以千萬不可悲觀的去具象到陰暗負面之能量，儘量要觀想太陽日照、氣場好的正能

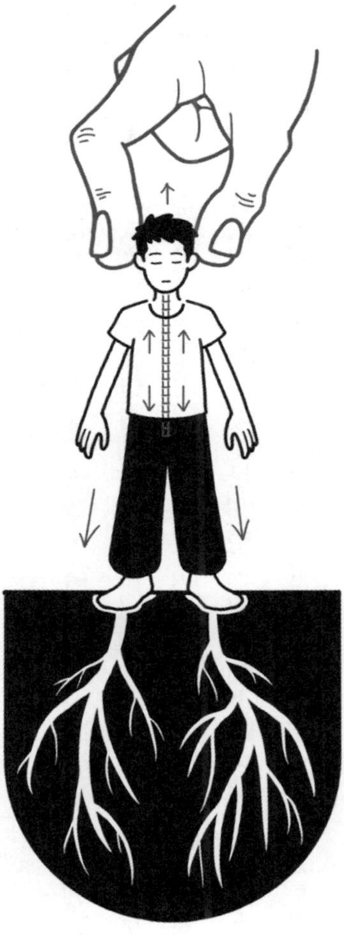

天地能量對接法

量，大家可能會問我哪裡會分辨正能量跟負能量啊！放心，學習「天能勁源」的另一個好處是會增加你的氣感，如果你有按照我第一本書裡面的輪轉開合、養氣三式等功法練習的話，氣感應該已經不差了，此時的你隨時可感應與分辨氣場能量的正與負、好與壞，以後就能儘量往正能量的地方去而遠離有負能量的地方，有著趨吉避凶的功用。

對接到正能量後，天地正氣充實於天地與自身之中，形成一個無形的保護場域，可抵擋外力或外面負能量的入侵，在太極拳上即可做到鬆（反）彈勁的效果，會有太極氣斂入骨的感覺，當對接到天地能量，天的能量帶有彈跳之意，用於太極發勁每每看到被發勁者以極小碎步向後彈跳，當時百思不得其解，心想他爲什麼要這樣跳？這樣演呢？謎底終於解開，原來是彈跳的能量流動。若以天地乾坤陰陽能量觀想，由上而下剛（陽），由下而上柔（陰）兩股能量聚於丹田相合之瞬間，可產生人體電流，那又是更進階高級的功法了。

當練習時間愈長，愈熟悉與天地對接的方法，你的氣感與氣場能量也愈強愈大，此時的內功修爲就如武俠小說裡面的內容一樣，內功練到第幾層、第幾重了，而因爲這種能量幾乎沒有限制，地能有多大？天能有多大？取決於心念及眼界有多大！總之這是一種取之不盡用之不竭的能量，用凡人的眼光也不知道到底天有多高、地有多厚，讓我們共同繼續研究探索古人先人的智慧吧！

第三堂

潛能

——念力、潛意識能量開發與訓練

一、天能念力導引與氣場頻率吻合度

剛開始練出「天能勁源」後，只要是能量或氣場能讓我對接到的，我就可輕易的影響到他們，輕輕碰觸即可彈退對方好幾步，甚至不碰觸（凌空勁）也能彈退對方，我的一個學生親身體驗過這種感覺（他在一個聚餐的場合被我隨手用桌上的餐巾一碰往後退了四五步倒地），他說是眞的很不一樣的力量（其實是能量），質疑我是否將他給催眠了，因爲他曾親眼看過一些催眠老師，可催眠一個未學過任何武術，甚至不太運動的人身體橫臥在兩個懸空相距近1～1.2米的椅子上，直挺挺的，還能讓人站到肚子上去，坐上去也行。他傳了幾個國內外有關催眠的影片給我，問我這些影片的眞假？還有我是否也能做到？當天晚上我仔細看了幾遍這些影片，也看了些國外催眠大師甚至更神的影片，像是一握手對方就睡著了、催眠後可能讓別人雙手放入加冰塊的冰水中不覺得冷，這一切眞的還滿神奇的。

我雖不明白他們是怎麼做到的，但我並不認爲他們是做假，只是運用了一般我們所無法理解或沒機會去體驗的某種方法、技術或能量，我跟他說我辦不到。眞巧，我突然想到我有個學生學習了催眠十幾年，剛好第二天有些膝蓋痠痛來找我做傳統整復推拿，我就順口問了他催眠的原理，他開始侃侃而談，我仔細地聆聽著，他也向我其他的學生們做出了催眠表演給我看，幾分鐘後我突然心中閃過一個念頭，我覺得我用能量應該可以做出類似的表演，我要重申我從未學過催眠，我也不知道催眠是怎麼做到的，於是我馬上試了幾個學生，發現我也可以做到了。那天是二〇二二年1月5號。

我開始閱讀了些催眠的書，讀了一些理論與操作，我發現催眠跟天能勁源的能量運用，尤其是淩空勁有幾個很相似的點，第一、並不是每一個人都能接受到催眠師的指令，尤其當你不想被催眠時或者對一個意志力很強的人時，催眠是不太容易成功的，我突然想起求學時世界催眠大師馬汀曾來台灣表演，在表演中每個上台的觀衆都輕易的被他催眠了，而且都能遵照馬汀的催眠指令，全部做出讓人覺得神妙的又啼笑皆非的動作或言語，對於這些表演也是很多人認爲是場騙局，不相信，但是對學過催眠的人而言，會覺得正常而眞實的表演，所以還是信者恆信、不信者恆不信，後來有人告訴我說他的成功率這麼高的原因是在正式表演上台之前，催眠助理在觀衆席中已經事先選擇出幾位比較容易進入催眠態的觀衆們來參加正式的表演，而不會去選擇一些比較不容易進入催眠態的人來參與，自然在節目中表演催眠時的成功率接近百分之百了。

我發現催眠用言語情境來暗示或明示，話術導引的訓練後，可以跟人的深層意識溝通並輸入些指令，因爲我也沒學過眞正的催眠課程，究竟是如何運作訓練的我也不知道，但我只是用「天能勁源」裡對接的宇宙能量試著跟對方做大腦內部的溝通連線，竟然我也能做到類似催眠師像是人身橫跨兩張椅子，身體中間懸空，讓人站上或坐上去、讓人無法行動、雙手緊握分不開、甚至讓人無法言語、及短暫失憶等等表演，我找了很多的學生、同事、朋友來測試，成功率竟然高達95％以上，後來我看國外催眠大師表演了一種瞬間催眠術，整個催眠過程不到一、二秒鐘，也不用太多的語言對談，手一碰或一聲問候，馬上催眠，他們稱這種瞬間催眠技術英文叫「Snap Induction」，我覺得超神奇超酷的，隔天我測試了四、五位朋友跟學生，發現我馬上也能做的到類似的表演。對於把能量用在潛意識的溝通上，因為我也不知道這到底跟催眠一不一樣？但是我的確能運用天能的念力做出幾乎一模一樣的表演，所以我幫這門技術取一個名字叫「天能念力導引」潛意識的能量溝通。以我的經驗，我發現了一個很奇妙的現象，那就是氣場跟我愈接近的人，尤其是可以被我用凌空勁所影響的那個族群的人，幾乎每一個人都很容易的會被我影響，甚至是瞬間催眠（Snap Induction），氣場愈接近的愈容易。我發現「天能勁源」的能量若運用在人的身體層面上，則可以做到搬人、負重、發勁、反彈勁、少林勁、太極勁道等功夫，若將此能量運用於精神層面，還可以跟別人的潛意識溝通做到類似催眠的效果。

甚麼是氣場頻率吻合度呢？用催眠來解釋就是進入催眠狀態的難易程度，我依據我的經驗將人與人氣場能量的match（協調對接吻合度），做成一個基本上以1～10個燈號數來表示強弱度，我做成了一張依太極發勁的方法與「天能念力導引」的反應來當作測試的標準，如下表：

氣場頻率吻合度及影響反應表			
氣場頻率吻合度 人與人的氣場穩合度（1~10顆燈）	**機率** 每十人中大概出現之人數（依經驗值）	**身心反應** 是否會被能量影響	**太極發勁效果** 雙手接觸用能量發勁測試
0~3顆燈	2	幾乎完全無感	完全不受影響
4~6顆燈	3	接觸時會受中輕度能量影響	會被震退3~4公尺
7~8顆燈	3	接觸時會被能量重度影響	會被震退5公尺以上甚至倒地
9~10顆燈以上（含破表）	2	完全制霸、被能量完全影響與控制	可完全控制行動、接觸到即無法站立、一摸可能倒地、不用接觸即可凌空發勁

這種測試方法我將在第四堂課〈太極發勁運用〉時來分享並進一步說明。很多人要問，要如何知道對方跟你的氣場頻率吻不吻合呢？目前我必需要碰觸到或不碰觸到的實際對接測試看看才知道，用看的只能粗略的判斷出吻合燈號，但是有幾個結論是肯定的：

結論一、若對方的氣感很強或有受過氣功訓練，或者天生就有敏感體質的通常都比較容易對接。

結論二、若提高自身能量的強度，其吻合比例會慢慢提高，好比我們是發射器，當你的發射器再好，對方並沒有接收器時是很難對接上的，此時我們只有兩個方法才能提高吻合度，一種是對方開始接受氣感或能量或氣功的訓練，自然會變成一個能量接收器，另一種是當對方拒絕練習或根本排斥對接時（如沒有接收器一樣），我們只好將自身的能量不斷的練習增強，好像發射端多裝上幾支強波器一樣。

結論三、身體會自動對頻，當陌生人無法跟你的氣場對接時，若漸漸熟識了，慢慢有了接觸或對對方更了解時，此時兩方的身體跟大腦會有自動對頻的現象，吻合度也會慢慢加強。

結論四、爲什麼催眠的成功率會遠大於可被凌空勁震退的成功率呢？因爲通常會想嘗試催眠的人會覺得好玩，想體驗一下，或是有目的的要找人催眠（如找心理師協助解決精神上或生活上之問題），在這些條件下接受能量端的配合度是很高的，也會將身體能量的接受器自動轉向來互相對接，但是一般人大部分還是不相信「凌空勁」，壓根從心裡不信，或是覺得不被碰觸會退後是一件很丟臉的事，所以內心自動的早就把自己對能量的接收器轉向甚至關閉了，所以相對而言能被凌空勁影響的人也就少很多了。

結論五、很多人在影片上與弟子們用配合「餵勁」的方法發勁，即用自己去對接發勁者的力量或勁道再加上誇張的多退幾步，令人看起來很假，雖然少部分人的確有一點點能量，只是通常勁力沒很強，所以在與弟子們表演時能量很強，遇到外來人士因爲氣場不能吻合、或本身能量太小，而沒法作用或反應，而被一竿子打成作假一塊，事實上也有點冤，我要說的是的確有些人練出了類似的能量來，當氣場吻合時，震退徒弟是眞，當氣場不吻合時，外人連動也不會動卻也是眞的，並非全然做假。

結論六、也有很多人問爲什麼通常做類似表演的都是表演者自己的學生呢？因爲氣場吻合才能表演，這些學生也是像催眠秀表演一樣，事先都是選了氣場跟老師吻合度較高的人一起表演才會好看呀，但是這並不算是作假，只是他們沒像我一樣，一開始就跟大家說這種功夫並不適用於每一個人，而造成大家認爲對每一個人都適用，當被踢爆有些人不適用時，自然會被完全否定了，說到這裡大家可以上網看看，有些表演前輩們是否每次表演類似功法時都喜歡找一兩位特定的弟子呢？明瞭了嗎？但是當老師的能量愈強，會被影響的人也愈多，其實這跟我們練習一般常見的功夫也是一樣，功力愈高，比賽時獲勝的比例也愈高，當遇到較強的對手時失敗的比例也會愈高，一般傳統技藝也是無法適用到每一個人身上的，只是一般人對不了解的非力學能量運作往往期望值會比較高，我常常拿球賽做比喻，一場籃球賽若是七戰四勝制的比賽，冠軍隊最終贏了四場輸了三場，戰績依然是最好的，所以榮獲冠軍，雖然他們也輸掉了三場比賽，但大家一定不會質疑這個冠軍隊的技術是假的。可是若找了七個人來測試凌空勁的話，就算只有一～二人不能被凌空，大家還是會認爲其他五個人是配合演出造假，而這個師父更假，事實上就是如此，很多事情在事實尚未被認定之前，大家在心中早就有自己的答案了，就算最後事實被證明了，又有幾個人會選擇改變心中的答案而承認自己的錯誤呢？我想心中的定見或成見才是我們最難克服的心魔吧！接下來讓我們先把心魔去掉，來研究一下潛意識的能量功課吧！

二、潛意識之溝通——念力

潛意識之溝通——念力，要想和別人的潛意識溝通，首先我們要開發的是心意的控制能力，我姑且稱它爲念力吧！常聽人家說「心想事成」這四字是最好的註解，其實這種功法並不好練，因爲無邊無際摸不著邊，不知如何下手，我來分享幾個方法讓大家來開發一下念力吧！

念力阻隔練習，能量定勁

- 目標：用能量代替身體結構之本力，以擋住對方雙掌瞬間推來之力。
- 方法：二人互動練習。

念力簡單的說，就是用想的，一般我們若受到力量時，第一個反應一定是用肌力紮穩腳步去阻擋，所以就有力大勝力小的情形發生，如何能用念力來操控空間的能量，不用肌力就可輕易擋住來力呢？聽都沒聽說過，怎麼可能？不妨找朋友互相嘗試練習看看結果再下結論不遲。

練習步驟

（一）感受一般推來的力量。

1. 自己雙腳以熊步（平行步）站立，雙手平伸掌心向前，手伸直不可彎曲。
2. 請對方站弓步，與自己雙手掌心相對，瞬間用力向我的雙掌推出。
3. 此時我一定會向後退一～二步，因爲對方以弓步（一隻腳前、一隻腳後）快速推向我雙掌，在我兩隻手不縮回或收回之情況下，我站平步並無法擋住來力。

結果：使用一般力量因對方站弓步，自己站平步，故無法擋住對方的來力。

（二）念力阻隔，能量定勁。

1. 放鬆肌肉，保持原有姿勢。

2. 此時用念力想像自身周圍的天空，所有的空間的能量瞬間被天上像龍捲風似的往上捲到外太空的感覺，同時請對方一樣瞬間用力向我雙掌推出，無論怎麼推、用全力推，發現自己的手掌心會有一股能量幫你擋住來力，你一樣站平步卻不動如山。

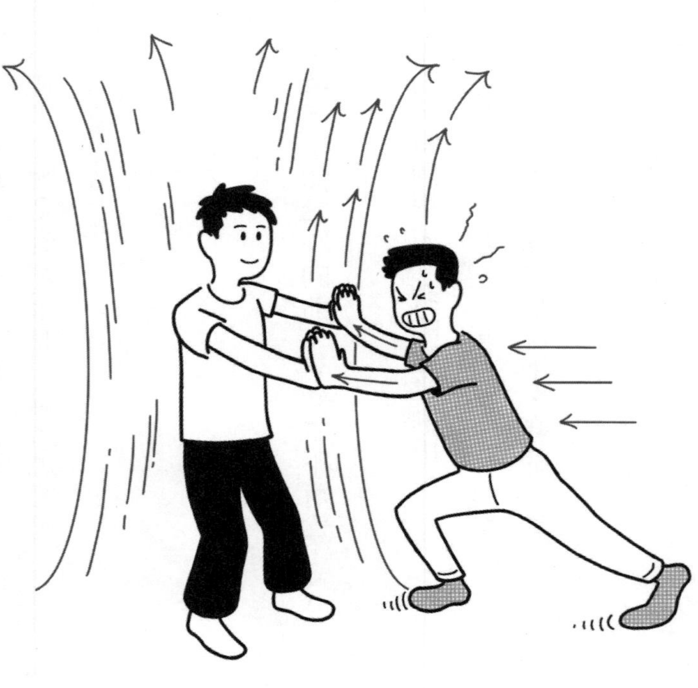

黃師父劃重點

當對方來力推來時，我們已經用念力擾動了空間的能量場，相對的你的對手的力量也被能量場往上帶動，掌心的力量也是，無論對手力量多大，身材多好，都無法使上力，因此可以做到不動如山的定勁，這種能量是不是很神妙呢？

要注意若對手不是以瞬間用力方式推來而是用持續力量推出，則需使用另一種念力來操控空間的能量。

結果：用念力將對方與自己上面的空間，想像所有能量一直被天上吸走，此時所有力量將隨能量被帶到天空中，對方的來力卽不會造成對自己有任何影響，就算站平步甚至單腳站立仍然不動如山。

降龍十八掌練習，能量發勁

用念力來發出掌勁：第一次使用能量，每次看到卡通裡的龜派氣功、武俠小說看到用氣功震飛別人，都以為只是想像，在日常生活中根本不可能會有這種事情的存在。能量充塞於天地之間，雖然一般人看不到，但是卻是真真實實的存在的，我知道這很難置信，經過前面念力的訓練後，我們一起來一場能量掌勁初體驗吧！

● 降龍十八掌第一式亢龍有悔

● 目標：用念力操控能量來代替一般的手部肌力或身體步法的結構力，將對方輕鬆推退好幾步。

● 方法：二人互動練習。

擾動空間中的能量加上念力導引把能量聚回自己的身體，再循著特定身體的能量空間路徑，將能量送至對方身上，看看對方驚訝的表情，跟被推飛的距離，心裡在想：「你不是演的吧？」幹嘛退這麼遠，自己又沒用力，你說對了，用能量不需要用力，要用也是只有用念力，不相信用同樣方法換被對方推看看，嘗試一下第一次用能量打飛別人，跟第一次被能量打飛的感受吧！

（一）試著用手掌以一般力量去推人

練習步驟

1. 請對方站平步，側身向自己，雙腳站穩。
2. 自己站弓步（左腳前右腳後），伸出右手掌，一掌用力推出，推在對方側身上臂位置。

結果：因爲用單手推，不太容易推動對方。

（二）能量推出掌力

1. 身體放鬆，全體透空，動作步法都一樣，手掌先放於對方側身上臂位置先不要推出。
2. 左手用手掌放置左胸前，在胸前劃一個逆時針的橢圓來擾動空間能量，繞3～5圈後，用念力想像把擾動之能量循著圖示中的箭頭，由胸前到地上、到右腳底，在進入身體後能量再由下往上，由小腿到大腿、到後腰、到後背、到肩胛骨、到上臂、到前臂、到手掌後，再往對方側身上臂位置推出。
3. 此時對方應會快速向後退數步，推力一下子變大很多，擾動能量次數愈多，掌推出去的力量也愈大。

擾動空間能量數次後能量會循著圖示中的箭頭，由外部進入身體，再順勢推出右掌，切記能量路線要圓，動作要連續，不可忽快忽慢也不可中斷。

金庸在武俠小說創作出了「降龍十八掌」，其第一式「亢龍有悔」，其招式爲左腿微屈，右臂內彎，右腳踏乾位，左掌劃圓，右掌向外推去，爲十八掌最著名的招式。當我練出能量後（也可稱爲內功），我和幾個弟子在研究武俠小說裡的降龍十八掌，發現十八掌裡金庸敍述到如何練習的功法有三掌，分別是第一式亢龍有悔，第二式飛龍在天和第十六式履霜冰至，其它都剩下招式名稱並無具體方法論述，我試著用能量，按照練法發出，沒想到眞感受到一股不一樣的能量，但因第二式飛龍在天要用輕功躍起再往下衝，我沒輕功無法嘗試，故只有第一式亢龍有悔跟第十六式履霜冰至可嘗試，講到這裡大家是不是覺得很有趣，此式的練法就是我和弟子依照金庸的論述方法，以能量所揣摩出來的亢龍有悔。

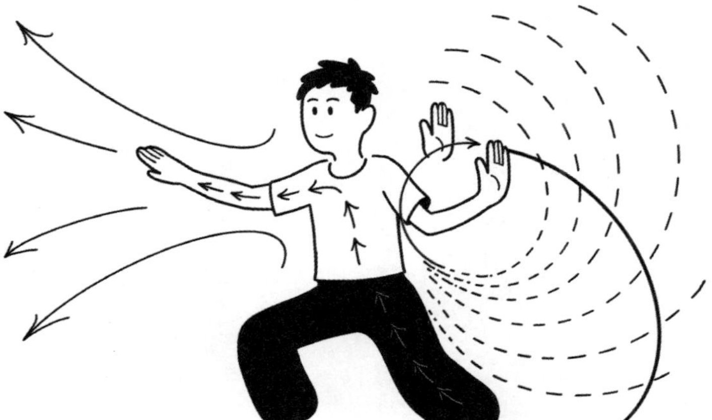

黃師父劃重點

要順利打出能量掌法有幾個重點如下：

1. 擾動空間能量時，掌心放鬆，意念要專心感覺空間中能量的氣感。（如第一冊中練習輪轉開合法，雙手之間同極相斥的感覺，只不過此時是用單掌跟空間去感覺同極相斥之感）
2. 能量的滾動路線，從空間循路徑到右掌時，中間的速度要平穩流暢，才不會阻礙能量的流動。
3. 全身要放鬆，「骨」、「肉」要分離，身體的能量通道才會打開，能量才能在身體內流動。
4. 出掌時不可用力，用力會使肌肉緊繃，能量傳輸會中斷。
5. 掌勁推出時，用念力導引身上的能量到對方身上，意念向對方後退方向延伸，快速送出意念，待對方退後後，再將意念收回自己身體裡。

三、潛意識之能量對頻共振與溝通

能量的身心對頻共振

能量要能發揮作用，最重要的因素還是要能跟對方對頻共振，好比我在前面的章節裡提到的當頻率不能相對，人與人之間無法產生共振對頻時，這些能量在這族群身上是無法產生作用的，在身體層面上來說，就是這族群的人對能量不太會有感應或反應，同樣的當能量被使用在精神層面時，頻率與磁場或未知能量場無法對接對頻產生共振時，心理與腦波也不會受到太大的影響，我用催眠現象來解釋，就如有些人，再怎麼嘗試都無法被催眠一樣；又如民間流行過一陣子的「觀落陰」儀式一樣；有些人就是無法進入到那種狀態。

一個能量的對接，一般會有發射端，與接收端，先決要件若兩端同時對頻來接收能量訊號，就會來的容易的多，提高與人對頻共振的機率也是我們修練的主要目的之一，經過不斷的練習，或許有一天能找出另一種方法能快速提升對頻的機率，這種內功心法也將會更加完備。

身體間頻率對接共振練習

- 目標——與他人的氣場產生對接共振。
- 方法——利用心輪（氣機之輪）來調控自身氣場頻率再與對方對接共振。

氣機之輪掌控身體的鬆緊度

若想要與他人的氣場產生對接共振，可先由調整自己的身上的鬆緊度跟他人的身上的鬆緊度一致，氣場頻率就會比較容易對接共振，在心輪（氣機之輪）膻中穴左右的位置，這部分是「心意」之所在，所以對氣息的敏感度是最敏銳的，當心輪緊了全身也會變緊，當心輪鬆了全身也會變鬆，讓我們來學習用意念、念力來控制心輪及全身的鬆緊度，慢慢找出對方身體的氣場頻率吧！

練習步驟

（一）感受身體上的氣場（能量場）力量。

1. 自己雙腳以平行步自然站立，全身放鬆。
2. 對方一樣以平行步自然站姿，全身放鬆，兩人面對面眼睛相互凝視，距離約一公尺。
3. 一般而言此時兩人的頻率會有差別，他是他，你是你的感覺。

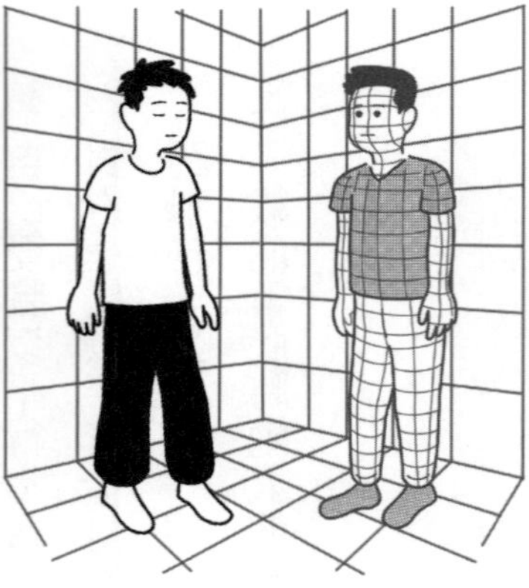

當二人面對面相對站立時，通常每個人的能量場頻率都不太一樣，此時會感到三樣東西：第一是他人的身體，第二是自己的身體，第三是這整個空間。

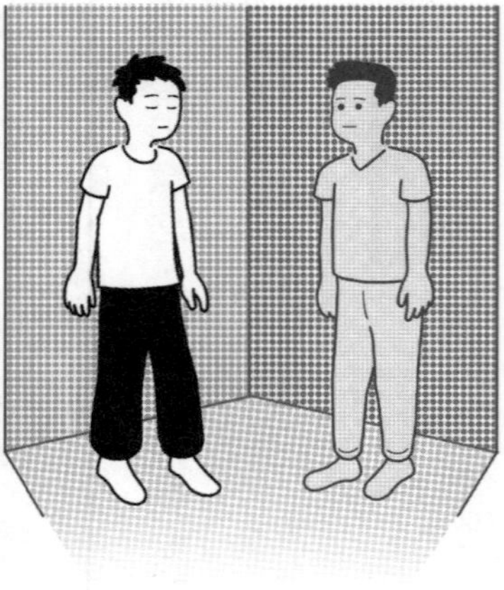

動作不變，重複用意念來調整自己的鬆度與緊度，直到自己能與對方的能量氣場對接共振，若接上了，此時對方、自己與空間三者爲融合成一體，即完成對頻。

（二）調整自己身體的能量頻率使自己的頻率可以與對方相對應。

1. 用念力將自己的全身先繃緊至最緊，再慢慢放鬆（用五鬆的技巧），同時仔細用眼睛及身體感覺觀察對方全身的鬆緊度。

2. 調整自己的鬆緊度，直到感覺自己與對方的氣場對接、有合而爲一的感覺，若一時無法感覺到何時對接上時，可以將全身由緊到鬆再由鬆到緊，像尋找廣播電台的頻率一樣來回搜尋，直到找到爲止。

黃師父劃重點

當身體愈鬆時，天地間的能量就流入身體愈多，反之當身體愈緊時，天地間的能量就少許流入身體，所以我們只要調整自己身體的鬆緊度跟對方一樣，氣的質量與頻率就會相近，就可以調頻對接上了，另外兩人也可以用互相模仿對方的呼吸與動作也可幫助兩人的頻率互相對接。

精神意識間頻率對接共振練習

●目標——與他人的精神意識能量對接共振

●方法——用上丹田來調控自身精神意識頻率與對方的精神意識頻率對接共振

上丹田為藏神之所在、元神的居所，為人體與宇宙天地溝通的橋樑，精神力可稱為念力或意志力，動物間通常不需要透過語言或肢體動作，就能明察同類心裡要傳遞的訊號，有可能是腦波、磁能或其它宇宙能的訊號，人類天生也具有此功能，例如常聽到的第三隻眼或松果體，對大腦產生的作用，到底根據哪種方式，其實又有很多的方法與派別，在「天能勁源」裡我介紹了兩種現象，第一種是太極的凌空勁，第二種是天能念力導引，這兩種現象或學問主要透過腦或者是心神來跟他人的腦與心神做溝通連繫，才能互相對接，進而產生共鳴共振等反應。

此種能力有時候是與生俱來的，某些人就會與特別幾個人的精神能量頻率相合，自然就對接上了，但大部分的人還是需要做一些練習，才能與更多原先頻率不太相符的人對接上，在這裡我也介紹一種我自己悟出的精神能量對頻的練習方法，給大家參考。

練習步驟

（一）感受精神上的氣場（能量場）力量。

1. 自己雙腳以平行步自然站立、全身放鬆。
2. 對方一樣以平行步自然站姿、全身放鬆，兩人面對面，眼睛相互凝視，距離約一公尺。
3. 集中精神注意力在上丹田，眼睛專注地看著對方、試著用念力投射一股能量或訊號穿透對方的眼神，進入對方的上丹田。
4. 此時從自己身上用念力送出的能量訊號或訊息、會投射到對方的上丹田，而產生三種感覺，第一種，對方頭上好像有一股防護罩無法穿透，第二種，能量好像穿透到一個空洞的空間，第三種，能量很順暢地互相傳輸，並有像聲納回傳某些訊號的感覺。

（二）調整自己精神的能量大小及頻率，使自己的精神意識能量可以與對方的精神意識能量相對接共振。

1. 用念力打出訊號時，若直接出現上述的第三種現象，即代表互相對接完成，可以用心神相互傳遞些訊息，也可窺見對方的淺層與深層意識（潛意識），用社交媒體的語言來說就叫做「已讀已回」。
2. 若用念力打出訊號回饋的是第一種現象時，則代表對方有著很強的主觀意識或保護意識，此時精神能量無法連線，用社交媒體的語言來說就叫做「不讀不回」。
3. 若回傳的感受現象爲第二種現象時，則對方雖已經接受到自己單向用念力打出的訊號或訊息，但本身卻無足夠的氣場可感應到能量訊號，需要經過一些練習鍛鍊的方法，才可與訊息互相傳遞或溝通，用社交媒體的語言來說就叫做「已讀不回」。

4. 測試後我們得到三個答案，那就是可以雙向連線，或者無法連線，或者單向連線。

5. 當遇到單向連線（第二種現象）時，我們可以用最大精神集中能量（感覺能量是厚實的），再慢慢鬆散精神意識力，反覆嘗試與對方上丹田對頻，直到出現第三種現象爲止，即可完成連線。

6. 遇到第一種現象時，可以先與對方多聊聊天，交交朋友讓對方的保護意識下降，或握握手、拍拍肩，傳遞一些實體的善意訊號給對方，再嘗試用步驟5的方法反覆練習對頻，直到兩個人精神能量意識產生共振對頻爲止。

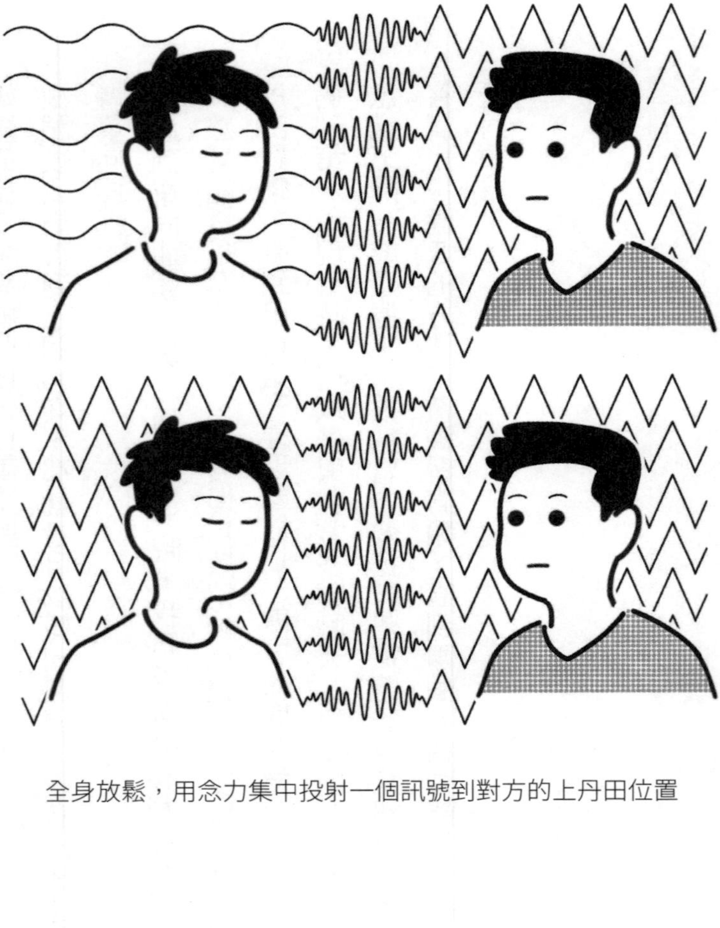

全身放鬆，用念力集中投射一個訊號到對方的上丹田位置

黃師父劃重點

練精神意識能量對接時，可多找一些朋友嘗試，因爲每一個人的頻率、質量、意念都不一樣，多找幾位就可發現到原來眞有不太需要練習頻率就可相對的事，當然也不要太高興，一定會遇到更多完全連線不上的人，經過反覆練習「連線率」一定可以提升到某種程度。

常聽人家說：「你就算騙的了別人也騙不了自己」這句話，就代表人許多表裡不一的想法，當我們練出與別人的潛意識可以用能量來溝通時，若對方沒經過類似的訓練他是無法察覺自己已經被連線上了，這可以用來解釋最基本的催眠現象，在日常生活中，當我們遇到陌生人也能運用這種技巧，來幫助自己作爲判斷這人的心念是正能量還是負能量，或者會察覺對方很多口是心非的潛意識想法喔！

其實能量的傳遞是很有趣的，也許這種能量的加強版就是武俠小說的「千里傳音」的功夫了，在下個章節我將介紹如何把這種能力運用在幫助解決許多人的憂鬱症或躁鬱症等心理素質的問題上，給些建議與探討。

天能勁源潛意識能量共振在七大領域上的運用

相信大家在經過一段時間的練習後，自己就慢慢的能與大部分的人做到精神潛意識的能量連線了，這時候我們可以運用這些能量的技術與技巧在「天能勁源」中我所闡述的七大領域之中來提昇我們的生活品質與生命境界，這七大領域分別是「生活」、「教育」、「工作」、「運動」、「社交」、「養生」、「心理」。

「生活」，潛意識能量能幫助我們覺察到許多人內心潛在的眞正想法，在許多的場合氛圍，我們更可以輕鬆的去融合在這種情境而能做出更適當的舉動，例如：一句玩笑話可能令別人感到不悅，但別人的外表可能還在隱忍，強顏歡笑，這個時候我們若可事先有稍許感應，就可趕快緩頰或轉換話題，可讓自己的人際關係更好；或者在某些場合時，我們亦可對壞人或歹徒的負能量產生類似第六感的感應，而迅速做出遠離危險的行動，對一些存在負能量磁場的地點，也會更加敏感，而遠離是非之地，趨吉避凶。

「教育」，能幫助自己更了解自己眞正想追求的人生目標，進而鼓舞自己奮發向上努力、也能以更寬廣的心胸與眼界來探討許多未知的知識領域，在某些時候別人並無法冷靜客觀的聽取他人的忠告或諫言，我們也可以嘗試用能量傳遞一些正向思考模式給他人，更可運用潛意識的溝通，來感知到些成功人士的心理素質與強大的意志力鼓舞自己或激勵他人努力學習。

「工作」，在打拼事業的時候，包括面對許多商業提案競爭時，可對一些競爭者思考模式的分析做爲參考，在創業尋找投資人或創業夥伴時也可先感應一下是正面是負面的能量做爲選擇或決策的參考依據，若再延伸此能力，也可體會或感受廣大群衆的思考點與模式，協助自己在工作計畫與目標的擬定上做出最佳的判斷。

「運動」，上丹田的潛意識能量開發，初級能先感受到人與人的互動，若加以訓練，慢慢的也會感受到宇宙天地間的能量，即我說的「天能」，當我們可以對接到「天能」時，可以運用這些能量來提升自己的運動技能，以我較熟悉的太極拳運動而言，的確大大的提升了運動學習的效率，也讓太極拳的技術層面提高了許多，相信在各個運動的領域上也會有非常大的幫助，尚待大家去研究與開發了。

「社交」，當精神能量連線後，可產生類似催眠的情形，若把這項技巧當作一門技能，可以在三五好友聚會時偶爾表演一下，這種跟魔術很像的奇幻技巧，增加一些大家的互動與樂趣，讓傳統的社交永遠離不開吃飯、唱歌、跳舞、逛街等等千篇一律的活動增加一點色彩與樂趣。

「養生」，醫學報告指出，影響人類壽命的兩大因素，第一是遺傳因子，第二是情緒，潛意識的能量開發，除了幫助自己可以更眞實的了解自己外，也可以窺視別人想法的一二，當我們更了解一些深層意念，我們也更能體諒別人，也可忠於自己，讓自己更快樂，從情緒快樂來養生是養生的不二法門。

「心理」，原本在第一冊《天能勁源》我整理學習了天能勁源六大領域優勢裡，沒有心理層面這一項，因爲那時候雖然我已可以做到類似催眠的作用，但對能量運用在心理上，還不是很深入，後來經過我的研究，在心理層面上「天能勁源」有太多太大的助益了。舉例來說，有些人可能有所謂的童年陰影可能小時候被狗咬了一口，從此看到狗就怕，也有些人可能小時候從高處摔了下來，從此怕高，這些陰影就算長大後有人要解開他的恐懼，要他接受一定很難，如果運用潛意識的能量溝通方法，我們可以傳達一些訊號去修正、改變或建議他的潛意識根深蒂固的想法時，就可能有改變的機會，有些人的深層傷痛的累積，可能會造成憂鬱症、躁鬱症等心理疾病，也許我們也能透過類似的方法去引導他，讓這些心理疾病改善也說不定！其實現代人講養生常忽略了心理健康這一塊，當我們透過潛意識能量溝通彷彿爲自己的內心世界找到了一個能溝通宣洩的管道與出口，讓自己能海納百川，聽到更多內心世界的聲音，健全心理的素質。

討論了「天能勁源」在精神上的健康與運用後，我們要開始來研究生理的實際運用的層面了，下一個章節我將分享運用天能勁源的能量在太極拳上的應用，希望能給太極拳的同道、同好做一些參考，也解密一些黃氏（黃性賢）太極拳的特殊練法與表演，讓大家能對黃氏太極拳的面貌多一點了解，希望能激發大家學習黃氏太極拳的興趣。

第四堂

超能

——天能勁源
在太極拳領域的運用與探討

一、黃氏（黃性賢）太極拳簡介

黃氏太極學會是黃性賢宗師在一九五七年所創立，師公一生對太極拳的貢獻，我在此就不再多做介紹了，在我初習少林拳時那時認為太極拳是老人運動，實在激不起我學習的欲望，後來因機緣拜入黃性賢宗師在台灣的大弟子鄭顯氣老師門下，習太極拳及推手逾三十個年頭，直至恩師二〇一八年仙逝。鄭顯氣老師的推手技藝當然不在話下，前後教出了六十幾位全台太極拳推手比賽的冠軍好手，並曾經多次擔任多次中華盃國際賽中華代表隊的總教練的職務。

每次看到黃師公留下的推手表演的影片，實在是嘆爲觀止，我多次問鄭老師，師公是如何達到此「爐火純青」、「階及神明」的境界，鄭老師只說當年師公遠渡新馬教授太極拳，幾年後回到台灣時就發現師公的功夫又大精進了到一種觸摸不到的境界，應該是師公在新馬每天帶領著幾百位學生們練習有關，鄭老師說：師公所傳祕訣一個「鬆」字而已，而鄭老師常勉勵我，功夫練自己的、要「苦練」，所以到了黃氏太極第三代，我所傳承本門的心法「鬆」加「苦練」三字而已，師公曾多次回台舉辦多次講習訓練班，我並沒有機緣參加到，但我心想師公的絕妙功夫又豈是短短幾天幾個禮拜的短期學習，就可開悟的。

師公的影片因爲太過神妙，直到今日還是有很多人不相信，甚至認爲作假，但我反覆用慢動作看了又看，以我理工的背景我得到一個結論，那就是演不出來的，再加上我自己知道鄭顯氣老師的深厚功力，又問了曾被師公直接指導過的師伯、師叔、師兄們的經驗，我對師公的發勁影片的眞實性是毫無質疑的。

當我看著師公的影片從BETA看到VHS、看到VCD、DVD、網路、雲端不知看過幾千遍，也到處聽各太極名家講解、請問鄭老師與其他師兄，想一探師公功夫的內涵與奧妙時，就算我花再多心力都無法參透，而許多太極名師、前輩也在網路上、書籍著作、演講、教學中也分析並教授了許多黃師公所傳下來的太極功夫，在我的認知裡他們都只是依據自己所學或從師公所傳下來的文字、影片、教學講義中來嘗試學習，但所展現出來的功夫，眞的完全不一樣，當然這其中也包括我自己。我開始慢慢全心全意的研究，想像有一天若自己能學到師公萬分之一的太極功夫就很滿足了。

二〇二〇年是我習武過程中很重要的一年，在我傾全力想找回師公的功夫哪怕是萬分之一都好，想盡各種方法，苦心鑽研了幾十年後，我失敗了。我發現毫無頭緒，一事無成。我開始覺得灰心了，我認爲就算我餘生全心全意地投入鑽研想要學到師公的太極功夫的一二，只是遙不可及的夢，而師公的絕學傳承到第三代幾乎所剩無幾，眞是愧對師公與鄭顯氣先師啊！

也許是上天眷顧，在二〇二〇年2月23號，我灰心到想放棄我喜愛練習近三十年的太極拳，於是有點自暴自棄，不再研究也不再想練習了，因爲我想自己資質太差了，再研究下去也是枉然，突然間我放下了以往的執念，放空了自己，有著如釋重負的感覺，我竟感受到一股內功的能量，剛開始我也搞不懂這股能量是眞是假，還是自己的想像而已？要做甚麼？要怎麼用？都不知道，有太多的問號了，因此我找了幾位我的弟子做了幾百次的試驗，突然間我發現到我好像能有那麼一丁點可以做到類似師公所發出來的勁道了，而且也眞正可以運用到一些些，用意不用力的技巧，雖然功力上還是差天差地但我已經高興到雀躍的亂跳，心情非常激動的，又想到自己想破頭苦練幾十年一事無成，眼淚差點要流出來，但就算流出來眼淚也不知道是否是苦盡甘來的喜悅，還是委屈自己幾十年來的攪破腦汁身心俱疲苦練的「苦」。

我開始用這股能量，反覆看著師公在網路上與鄭老師所珍藏給我們的表演影片，我不敢自大地說我練成了，但是我終於看懂了，也知道怎麼去練習精進了，我與幾位弟子開始用這種方法來練習，每天都在研究苦練到了8月

14日，我終於看懂黃氏太極大部分的內功了，那天我在我的臉書寫下了一段話「今天絕對是我習武生涯中最特別的一天」。雖然功力還差師父、師公太多太多了，但是至少我找出練習方法了，跟我練習幾個月的幾個學生也能做出類似太極勁道的表演。

因爲這功夫鄭恩師並未完全傳授下來，而我也無法肯定到底我做的、所悟出的方法，是否就是師公所傳下來的方法，剛開始我也不敢聲稱就是黃性賢師父的技藝，深怕有負了他老人家的名聲，更怕有辱到師門，所以我把這股內力能量取做「天能勁源」。天外有天，人外有人，宇宙的奧祕，不是我們凡人的智慧可理解的，而世外高人也許就隱藏在自己的身邊。當我拍下了一些我與學生的練習影片，反覆比對學生被發勁的反應，我們幾乎可以認定這方法就是師公發勁方法，就算不是完全相同，我想至少也是我目前看過所有的影片或現場表演中最像、最接近師公表演的留存影片，但到底是不是那就眞的無從考證了，又過了些日子我和幾位弟子竟然可以慢慢感受而到能量，甚至從照片或影片中「看」的到能量與能量的傳遞路徑了，這說起來眞的有點怪力亂神，若用科學的角度來看這種現象，許多現象現代科學也許還無法完全解釋，但是幾年後或幾十年、幾百年後，我深信這些都會變成是未來的基本科學常識。

總之我是用這種方法驗證了黃氏太極拳的內功，我加上了一些自己的體悟，在接下來跟大家分享黃氏太極的內功，這裡也要提醒各位，並不是一些較神妙的展現，就代表了有多高的武術水平。而能不能對打、搏擊、散打，也並不是我喜愛太極拳的原因與目的，我喜愛太極拳是喜愛他的哲理、奧妙、藝術與養生文化的本質，所以分享這些方法只是提供一些不同的練功的方法給大家參考，若問我這些方法能不能打，我想多少能有一點點防身的作用吧！但是若要專研在格鬥上，我覺得是不足的，因爲太極拳的技擊技術隨著時代的改變，只有少許人在練了吧！大多數的人還是以養生爲主要練習目的。若要用格鬥技擊的角度來看，我依然會建議大家去學MMA、拳擊、搏擊、散打、泰拳等比較快而且比較能符合期待。

黃氏太極拳師公傳下來的師訓是「太極一家親」，秉持三丰祖師遺訓「願天下英雄豪傑不以身殉技，而以道技養生」，也許超越武術的範疇，我們更能了解到生命眞正的意義，提昇生命的境界。

註：師公創黃氏太極學會，我覺得技藝不應侷限於舊時代「不傳外姓人」，故在二〇〇四年領鄭顯氣老師師命在台灣成立黃式太極協會，並將姓氏的「氏」改為方式的「式」向大家繼續推廣黃氏太極之精神。

二、鬆身五法之真意

大家都知道黃性賢宗師創出了鬆身五法，並在世界各地廣爲傳授，之後也有很多太極師父做過類似的教學示範，但大部分人都加上了自己的體悟與見解，這鬆身五法的動作對我曾習南北派少林拳，十八兵器超過一百至二百套拳路的我來說，這些動作在是太簡單了，從外形看來，平凡無奇。但當我看到師公表演鬆身五法的發勁應用影片時，我一下子傻了，這到底是甚麼樣奇妙的內功啊！而且網路上這麼多人在示範教學鬆身五法，包含師公在全世界各地所傳的徒子徒孫，好像都沒有人可以做到類似的示範，都是用「講」的或比比動作的比較多吧！

我也曾陷入外形動作的迷思，用慢動作分解了師公所有的動作細節，也聽了師門口訣，但是師公展現的那種空無、鬆透之勁道，對我們這些徒子徒孫而言，都只是夢想，遙不可及，有許多怎麼苦練也練不出來的人，就下了徒弟配合演出作假等等的結論。

我給大家參考一下我的體悟，師公創出了鬆身五法，最重要的用途是教大家怎麼「鬆」，所以取名叫鬆身五法，但不少人問到為什麼要鬆，或者鬆了以後又有甚麼功用呢？原來鬆是為了讓天地的能量能暢行無阻的流入身體、讓全身充滿了能量（內勁），當天地能量與身體內的能量能融合為一時，就會有天人合一的感覺，此時內功已成。不鬆或不能眞正鬆透、不夠鬆，都是無法體會到這些能量的，當然也就沒有內功可言了，而發勁（太極或是武術裡特殊有技巧對人的發力方式）太多人都在形體、結構、姿勢、肌肉強度，身體各部分的協調裡研究打轉，很少人往內功這個方向去探討。

若練得成內功，上面說的研究大多都不是重點，換句話說不管姿勢、身形、肌肉大小、結構完不完整、全身有沒有協調一致，都可以用內功來發勁。只是大多只聽過，沒看過，就算看過，能做到的先進前輩們很多都已仙遊，也無從問起，但試想若有機緣面對面問到這些「大師」能眞正講出其中奧妙，願意眞正教出來的又有幾人呢？就算眞的教出來了，我們能練出來的又有幾人呢？這就是西方運動與技術幾乎是越來越精進，青出於藍，而東方許多武藝卻是一代不如一代，而那些古時的絕妙功法因爲現代人大多無法練出，慢慢的就被認定成了誇大、造假或神話了。

我這裡不再強調鬆身五法的動作了，師公留下來的影片與相片相當仔細且清楚，師公是原創，想要做的比他老人家好，那眞的是在作夢，我在這裡要跟大家分享的是幾個心法，我列出幾個重點，若循著這些方法練習，很快的，大家也能發出一點點像黃性賢師公影片上所表演的太極勁道，當有愈多人會時，就不會再有人質疑是造假或配合的了吧！

鬆身五法內功（掤勁）練習法

1. 全身放鬆，意念把自己跟地球融合爲一體，像是一體成形的感覺，此時與「地」的能量已接通，再用「無形無相，全體透空」的意念練習方法，把自己的身心都放空，當身形形成中空，在外在宇宙的能量會自動流入並充滿體內。

2. 當對方對我推來，我用意念採沉水功之方法，將能量由身體到雙腳，再想像在腳底有一個能量通道將能量導入地球，此時身體的內部會形成「空」，對方的力量會有覺得打不到東西而有陷入泥沼之感，即太極講的「引進落空」，此爲「陰」。

3. 身體放鬆、意念集中去感覺對方來力的中心點（亦即找出此時對方身體的重心），輕輕往這個點送出一點點力量（身體愈鬆，出手愈輕、勁道則愈大），對方即會向我們意念及力量送出方向反彈後退數步，此爲「陽」。

4. 將步驟2的「陰」與步驟3的「陽」合而爲一，極陰陽同時發生，此時發勁卽完成，發的是氣勁不是力量，若是力量對方可輕易用本身的力量抵擋住，而不會太往後退。

5. 打出去時，用身帶動一點點，手腳盡量不要用力，因爲一用力，肌肉緊繃，能量及無法從自己身邊送出到外面，就無法發出勁道了。

6. 結合神意氣再試試鬆身五法的每一個招式，都是用同樣的原理發出勁道的。

7. 雖然說此種內功的修練方式跟一般我們所常見的傳統訓練方式有很大的不一樣，但是這功法的成功與否，取決於身體能不能眞正鬆透讓能量能流入體內，還有是否能運用聽勁（太極用語，可感覺到對方身體動靜變化的敏感度的功夫）來找到對方的眞正中心點（重心），這些還是要靠扎實的太極基本功與基礎才能練出來的。

8. 師公在鬆身五法運用的示範影片中，發的大部分都是掤勁（太極用語，太極拳的第一種勁道，取膨脹之意，念「膨」音，好像人用力去推一顆大球，球先內陷直到無法用力，而球體膨脹，將我推出去的力量反彈，當你愈用力反彈力會愈大，當你站著不推，反而反彈力會小一些〕，太極拳的奧妙也在此，之所謂敵不動我不動，敵欲動我先動，此時的動卽是自然流入身體的能量球反彈而出去的力量，大家有沒有發現師公示範鬆身五法發勁時，從來沒有主動出手而是運用來力順勢將對方反彈而出。因爲若對方只是單純的站在面前，這裡的反彈勁道是沒有辦法發出去的，只能用其他的運用自身的勁法來發了，看到這裡有沒有跟我一樣在當初發現這原理時有恍然大悟的感覺，總之鬆身五法的精義在意而不在形。

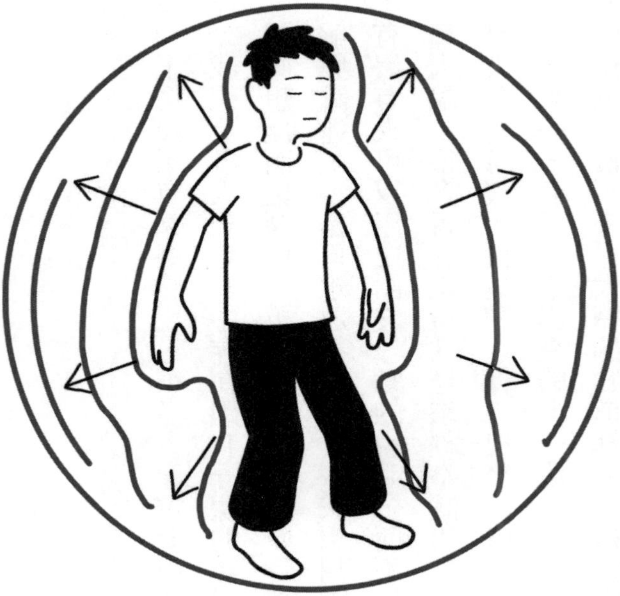

身體放鬆周身氣場會像球體膨脹一樣，
向四面八方流動

三、沾黏勁

沾黏勁：拳經拳論上寫「人剛我柔謂之走，我順人背謂之黏」不知道大家看到了這段話有甚麼感想，很多人一定會由此句話術衍生出更多的注釋與論述，我想更多人一定心中存在跟我一樣的疑問，那就是不知道在說些甚麼，愈認眞想反而更深奧、更難懂了，既然原句都不太懂了後人再引伸出更多的註解與論述，不是更永遠不會懂了，我想胡適先生提倡白話文是有其道理的，有沒有人可以用白話文一點的說明，而不是只是爲了占篇幅而引經據典的長篇大論，很多書都重複地把拳經拳論再抄一遍，再重組一遍，眞不知道有甚麼太多的意義，就算懂了練不出來一直背也不是辦法，因爲功夫畢竟是「練」出來的，而不是講出來的。「沾」往字面上解釋就是輕輕碰觸，黏就是如膠似漆，沒了。在太極的勁道裡沾黏是指當時對方碰觸到你是會被像是膠水一樣，輕輕一沾就被黏上，被黏上了力量就很難發揮，又好像被蜘蛛網黏住，只能慢慢等著被吃掉的感覺，短短不到一百個字講完，當然這只是我的體悟。

如果你有更好的見解也行，我說過這是黃式太極的學問，覺得好就研究看看，覺得不好就會心一笑吧！各家功夫本來就沒好壞之分，強調重點不一樣而已，最重要的是覺得適合自己的就是對的，說的容易，做出來難、難、難，因爲眞的很難所以要說三次，不相信的話不妨試試。若用單推、互推試著用心去感受等等的傳統的練法來練，就算練個幾年甚至幾十年，眞的體會會很有限，我整理出我的練法，不妨參考看看，也許會有一點點收穫。

沾黏勁的練習方法

1. 沾黏勁重點不在身而在意，用皮膚或外形招式動作來沾黏對方是無法做到的，沾黏是沾黏對方的氣（能量）和筋膜，更高明的方法是沾黏彼此的「本我」與存在的空間，這就需要較高的程度才可以理解了。

2. 能量的流動實體會流向虛體，這就是一般所說的分陰陽，大部分能量是存在於流體（空氣或液體）裡面運作，所以當對方的氣息是緊繃的時候，我們只要相對的氣息比對方鬆，這時對方緊繃的氣就會流向我們身體較鬆、較空的氣息路徑，自然對方的身體與動作就會隨著我的身體一起動作，而有黏在一起的感覺。

3. 人的筋膜有一個特性，較緊的筋膜會聽令於較鬆的筋膜，當我們輕輕地與對方相碰觸，若我的筋膜比對方的筋膜鬆的時候，我們就可以用念力來指揮對方的筋膜跟著我的意識來動作，這時叫他往東就往東，往西就往西了，隨我們的心所欲，自然對方想離開也不容易了。

4. 很多人一直在講筋膜放鬆術、導引、拉伸筋膜……等等，又有買了幾本筋膜書看看，或用用筋膜槍，就覺得了解筋膜了，我要說的是筋膜比我們想像的深奧太多了，因爲大多的人都只停留在研究筋膜的位置、組織、功用，而很少去探究筋膜在我們的身體裡到底是如何運作的。

5. 我這裡提出四個方向給大家思考看看，第一、筋膜組織的組成三分之二是水份，符合了能量以液體型態流動的條件，第二、筋膜的傳遞速度在張力和壓力的震波方式比神經傳遞訊息的速度要快上幾倍，第三、筋膜中有豐富的感覺神經，筋膜中運動的神經與感覺神經數量的比例大約是1:2.5，可以感知並影響肌肉放鬆的程度，第四筋膜在人體是個網路結構組織，牽一髮會動全局，而被拉緊的筋膜，不但會產生力量，傳遞力量，甚至儲存力量，若像這四個角度去理解太極拳的聽勁，發勁、沾黏勁就不難了。

6. 所以想要練出沾黏勁就是把身體放鬆，讓對方的能量能由實體流入我身上的虛體的能量通道，再放鬆自己的肌肉與筋膜，觸發對方相對較硬的筋膜使對方產生一股奇妙的拉力，我再用念力鎖住對方整體的重心，觸動這拉力去影響對方全身的肢體動作，而此時筋膜的傳遞的速度要比對方神經反應傳遞的訊號要迅速，換句話說，對方因爲來不及察覺或來不及反應，我們對其身體的推拉或左右移動，自然就不會抵抗而緊密的跟隨我們的動作，這就是「沾黏勁」。

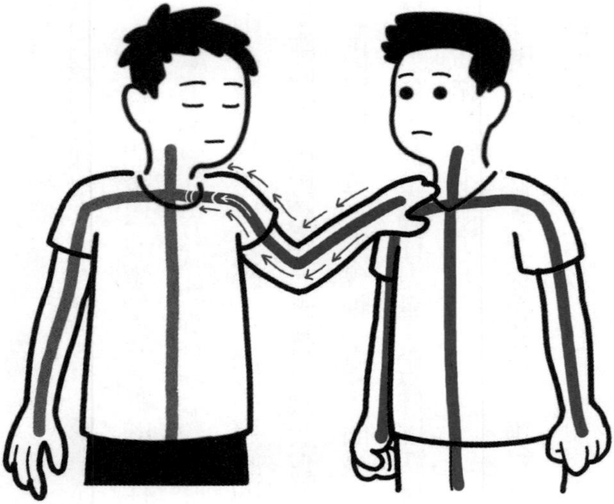

身體放鬆對方的能量即由實體流入
我身上之虛體

四、彈肚勁

彈肚勁：在師公的太極拳表演的影片中，常叫幾位弟子或外人用力用拳頭擊打他的肚子，幾拳打下去，師公竟然文風不動，最後師公一發勁還將對方打來的拳頭反彈回去，對方後退了數步，有時還應聲扑倒在地。我小時候就有練到一些南方的武術功夫，也表演過類似抗打的硬氣功，有些抗擊打能力，但要將對方反彈回去退後幾步，甚至跌倒在地，這對我來說眞是天方夜談，無法想像，姑且不論出拳者是不是師公的弟子，單看那用全力出去的拳頭，師公還頂的住，已經讓人夠崇拜了，我研究了幾十年，用盡各種方法想試著把出拳打我肚子的學生反彈回去，至少試過一百種方法，答案是別傻了，根本無法做到，心裡不禁在想這應該是假的吧？終於皇天不負苦心人，去年我突然悟出了一點點道理，原來用內功是有可能做到的，以下是彈肚發勁重點整理：

彈肚勁的練習方法

1. 全身放鬆，用念力想像將天地之能量塞入下丹田或中下丹田混合的區域（視對方打擊自己肚腹部的位置而定）。

2. 在對方擊打自己的肚子那一瞬間，用念力將自己的內氣，由鬆到突然緊繃爆發在肚子中，要有氣息爆炸之感，此時意念鎖住對方的中、下丹田中（重）心點位置，將自己爆炸的能量送回這中（重）心點，這時候對方就會被反彈後退數步甚至跌倒。

3. 還有另一種方法也可做到類似的勁道，將全身放鬆，用念力想像天地的能量流進全身，全身充滿能量，自己的整體與地球成爲一體，一體成形的概念，當對方出拳向自己肚子打來時，全身鬆透，此時來力會被自然導入地上（地球），同時蓄勁將全身能量用念力送回對方的身體的中（重）心點卽可發出反彈勁，重點在一鬆一緊之間的時間差，幾乎在同一個時間點，讓陰陽同時運作卽可。

4. 由於彈肚勁，也是用內功能量發出來的，同樣的當對方氣感若不是很強，或者氣的能量頻率無法跟自己對接時效果就會差很多，這時候有可能只是能擋住或承受重擊但卻無法將對方反彈回去。

5. 第一種方法，當自己用氣息向四面八方爆炸開來時，氣的能量會向外流竄，此時以心意引領，這股能量去衝擊對方之中（重）心，對方身體若接收到此能量爆衝的訊息，加上被能量擊打到自己身體的重心故會被反彈。

6. 用第二種方法時，當對方擊打的力量，因爲我們全身放鬆、放空，此時來力會被自動傳導至地上，而產生被「落空」的感覺，同樣的因爲對方瞬間無法平衡，而露出重心，所以將能量同時往對方身上的重心點送出，就可以發出彈肚勁了，而運用此二種方法來發勁，當熟練之後，並不限於只能用在肚腹部位，後背、左右兩臂等身體其他部位亦可，所以我也稱這種勁道爲反彈勁。

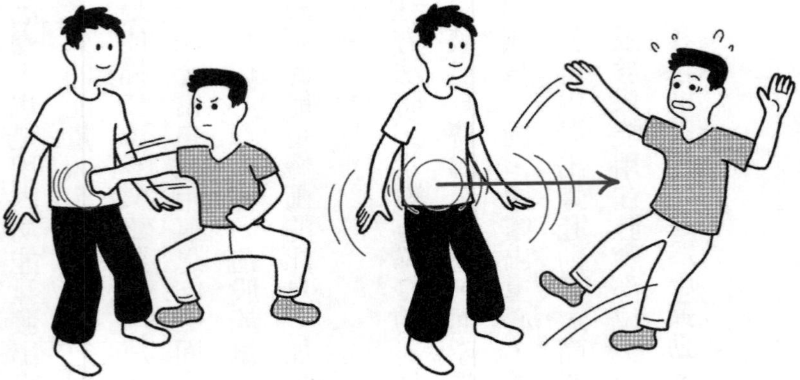

彈肚勁運作示意圖

五、鬆沈勁

鬆沈勁：在練太極拳時常聽大家在講要鬆沉，因為身體要鬆、體內的氣才會往下沉，沉下去才會有根（站比較穩的意思），在師公的太極拳表演中會見到師公用手輕輕一碰對方的肩或頭時，對方就會迅速的垂直往地下蹲下跪地，速度之快，有時還會直接倒地趴在地上，聽幾位師兄講，師公甚至拿別人的手放在對方肩膀上，自己再輕碰一下別人的手，對方還是一樣垂直往下掉跪地，蹲著站不起來，還有一支影片，師公拿著一顆皮球從對方頭上輕輕一壓，對方也是一樣的反應，我曾私下試過幾百次，找不同的人試，甚至找女性、小孩試，都不可能做到，這眞是令人無法置信，到底怎麼做到的呢？這一招我想破頭又想了幾十年，終於我現在也能做出來幾分樣了。首先一定要撇除用力的方法，任你有再大的力量想用單手從對方的腦或肩垂直下壓，令對方撐不住，根本是不可能的，況且在影片中可清楚的看到師公連壓都沒壓，只是輕輕的由上往下碰觸或輕拍一下就可以了。這答案很明顯了，要用內功才行，怎麼練呢？以下分享鬆沉勁的練習方法。

鬆沉勁的練習方法

1. 老實說鬆沉勁並不好練，要做到人人都可被垂直下墜是有難度的，他的先決要件是對方脊椎的能量通道要暢通，簡單的說對方的氣場一定要與自己的氣場有一定的符合度才行，若無法做到，只能多找幾位朋友測試看看有沒有天生跟自己的氣場能量頻率較接近的，或有對氣敏感體質的朋友比較容易成功，再不然也只能慢慢精進自己的內功，加強自己的能量。

2. 練習方法：先用前面章節如何跟對方的能量對頻的方法，盡量調整自己的能量頻率跟對方接近或一致，此時可以用氣感去感覺，跟對方會處於一種很和諧的感覺，最好有你、對方跟空間三合一的感覺，此時

「對接對頻」完成，將手輕觸在對方肩膀或頭頂之上，自己全身放鬆，用念力瞬間將能量想像由對方頭頂由上往下注入對方脊椎直到尾椎，此時鬆沉勁完成，對方就會垂直下墜跪地了。

3. 爲什麼叫鬆沉勁，因爲能量要發動，自己的身體一定要鬆，氣才會沉，再用意念配合體內的鬆沉，將能量引導對方的能量來做出一樣的鬆沉的反應而產出的勁道，當鬆沉勁練到一定程度時，可輕輕碰對方的手、腳或任一身體部位，都可做出類似的勁道效果，因爲頭肩相較其他部位能量感應式比較強，而且較接近脊椎，比較容易做到，若碰觸點在四肢或身體軀幹與脊椎間有多個關節的部位，能量容易中斷，需要更多的練習才會奏效。

4. 用鬆沉勁可將對方瞬間失去重心，在太極推手的運用上，可先破壞對方的平衡，讓對方的姿勢在一個緊繃的狀態，此時再輕輕一推，對方必向後倒地扑跌而出，若一直發鬆沉勁，對方一站起來就會被能量往下打，故對方會有一站就跪地、站不起來的反應，若持續一直發鬆沉勁，對方就會一直蹲在地上，無法順利站起來。

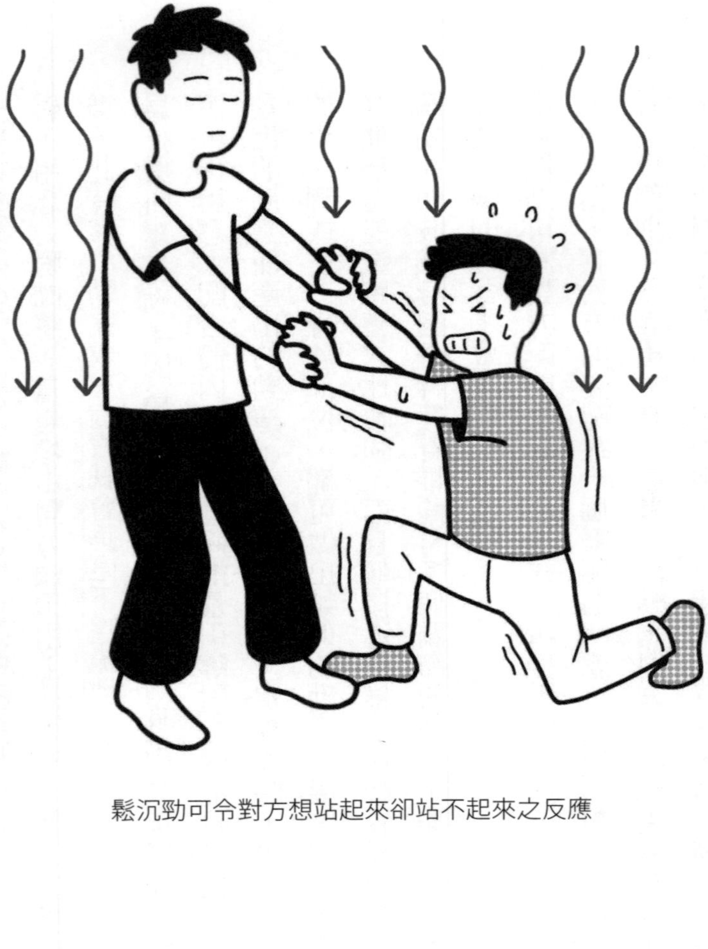

鬆沉勁可令對方想站起來卻站不起來之反應

寫到這裡突然想到二位女性藝人，曾經找我做傳統整復推拿的服務，第一位形象相當好，一直投入公益的資深藝人，人非常客氣、修養也好，年輕時是偶像級的女神，現在更是位瑜珈老師，看到我的能量表演覺得好奇，我就問她要不要體驗一下，她原本也是半信半疑，我也不知道跟她氣場能不能對接，反正好玩嘛！做不出來也沒甚麼丟臉的，做出來我也不覺得自己很厲害，就嘗試一下吧，沒想到氣場完全符合，她只要輕輕碰住我的手腕，或雙手各接觸我一根食指，她一下子就東倒西歪跑來跑去，最後倒在地上，我只要一運勁她就怎麼樣也無法站立起來，她自己覺得是一次滿好玩又神奇的體驗。

另一位較年輕世代的優秀的一線女演員，演技好、人又漂亮、又親民也沒架子，在我幫她服務一些傳統整復推拿工作時，她看到我一碰我學生的頭，學生就跪地不起，也看到我學生一碰觸我的雙手，就跑來跑去東倒西歪，她問我這到底是眞是假？說她也想嘗試看看，我心想若氣場不相符是沒法做到的，又沒時間跟她解釋太多，想說萬一沒法影響她，那她看見我學生跑來跑去一碰就跪地不起，我學生不是比專業演員還要會演戲了，而我在她心中一定會馬上變成一個大騙子！爲了不想讓她失望，我突然不知哪來的信心，我說不相信就來試試吧！結果運氣很好，我跟她的氣場也相符，她輕抓我手指時也跑來跑去，當她站著我用一根手指頭或手掌一輕碰她的頭，她也會蹲下站不起來，只說了一句這眞的很神奇。我用的就是鬆沉勁，後來我才發現她雖然嬌小但也是運動健將、瑜珈的愛好者。在我校稿完成後，這位大明星得到了二〇二一金鐘獎的肯定，祝福她的演藝事業更上層樓。

六、一指神功

一指神功（指點勁）

用一隻手指頭碰觸到對方的手掌或胸口，就可令對方往後彈退數步，這眞是令人想不透，到底怎麼做到的呢？這個功夫在師公演示的功夫裡面被稱爲「一指神功」，因爲勁法巧妙就被冠了「神」這個字了，不過這個神字也點出了這「一指神功」到底是用甚麼樣的力量或方法做出來的，原來眞的是用「神」，在近幾年來網路上常看到北京朱春煊老師所表演的「一接點中求」的神妙功夫，朱老師身材較瘦小也不高，常常用一個指頭就「點」飛很多人，實在也很難理解，我個人是很尊敬及崇拜他的，也研究了他的太極教學原理論述及許多影片的口述，但老是想不通，後來我也去請教朱老師在台的幾位高徒，他們也能對特定幾位人士做出類似表演。雖然講解了許多理論，我卻也沒眞的體驗到被用手指頭就被點退感覺，但我相信這功夫是眞的，因爲去求教的人沒必要去演、去作假，而且被點飛的人向後退的感覺也不像是演的出來的。後來我從「天能勁源」裡悟出了一些方法，跟師公的一指神功表演的方法幾乎一模一樣，甚至我可以對特定某些人凌空（不需要與他人身體接觸），而做出「一指神功」，類似金庸武俠小說天龍八部中段譽的凌空一指——「六脈神劍」般的表演，至於我的方法，到底跟朱春煊老師所傳的「一接點中求」的方式一不一樣，因爲我沒學過也沒機緣讓朱老師發過，所以我也不知道，所以我只能分享我的練習方式與心得給大家，大家若對朱老師的功夫有興趣，還是得要去請教朱老師與他在台灣眾多優秀的弟子們才對。

當我們在練習太極拳推手時，我們一直努力的是要如何能「拿」住（掌握）對方的重心，讓對方好像一直被我的意念追蹤著、鎖住到退無可退、沒有退路的情形下，我們稱做「聽死」，這種功夫相信練習了一些時間太極推手的人，或多或少都有些基本功力，但要說用一根手指就能做到，基本上也是不太可能的吧！，因爲我們若要鎖定一個重心點，最好能使用兩個發力端，一般是雙手去瞄準，追蹤或鎖定這個點就容易多了，光只是用一個點，想要去鎖住對方的重心是相當困難的，因爲對方的重心點是可以移動的，所以根本很難去鎖定，若我們用意念引領氣（能量），用能量來鎖定，就會容易多了，這就是本門的「一指神功」的練法。

一指神功的練習方法

1. 全身鬆透，用一隻手指頭（最好是食指，因爲食指對氣的敏感度較佳），輕觸著對方的胸口或手掌（因爲胸口是氣機之輪、手掌對氣的敏感度比較強），這時專心去感覺到對方的重心點（任何姿勢任何時間點，只會有一個最準確的重心點）。
2. 用意念引領自己身體的氣息經由手指頭注入對方的重心點，當對方的重心點有被氣（能量）掐住的感覺，卽是我們掌握到對方的重心點了，這時身形略爲膨脹，形成手指與腳底對拉的感覺，用手指向對方之重心伸出，配合身形略前移一點站，對方卽會後退數步。

3. 任何人或物體只有一個重心，若我們能掌控到眞正的重心時，卽可以用很小的力量去牽動人或物體，卽常聽說的四兩撥千斤，所以本勁法必需要有很好的「聽勁」來發現並掌握到別人的重心，才能施展。

4. 通常我們只是用身體（筋、骨、皮）去「聽」別人的重心，我們叫做「身聽」；「一指神功」必需要改用「氣」來聽，卽用氣、用能量去聽，我們叫做「氣聽」，因爲用筋骨皮的方法去「聽」別人的重心時，通常只能掌握到一個區域、一個範圍，用氣去「聽」時則可掐住對方重心的一個點，因爲對方被擊打到的只有一個點，所以根本很難查覺到，所以很自然承受了我們打出去的指力了。

5. 這裡說指力並非是每天用手指去做伏地挺身鍛鍊出來的肌肉或骨骼力量，用的是用意念導引內氣而形於手指的「指力」，在空間中的能量，一般人是看不見的，就好像用電話溝通時，電磁波也是看不見的，但不代表它不存在，更何況有很多人經過一些訓練後是「看」的到空間中能量的傳遞的，在我的表演影片當中，若這些能看的到能量的奇人或高人，看到了我發出去的能量訊號傳遞時，他們就會知道這是再眞實不過了。

6. 一指神功的勁道能否成功的做出來或到底能打出多強的勁道（如後退幾步、跟強度），跟自己的內功能量強度、氣息的聽勁（氣聽）還有對方跟自己的氣場吻合頻率相對度，都有關係。就算方法知道了還是需要一段時間的練習，重點是如果不知道方法呢？相信我，保證你幾十年或一輩子都練不來，至於我說的凌空一指——「六脈神劍」呢？我將在後面凌空勁的章節來跟大家分享。

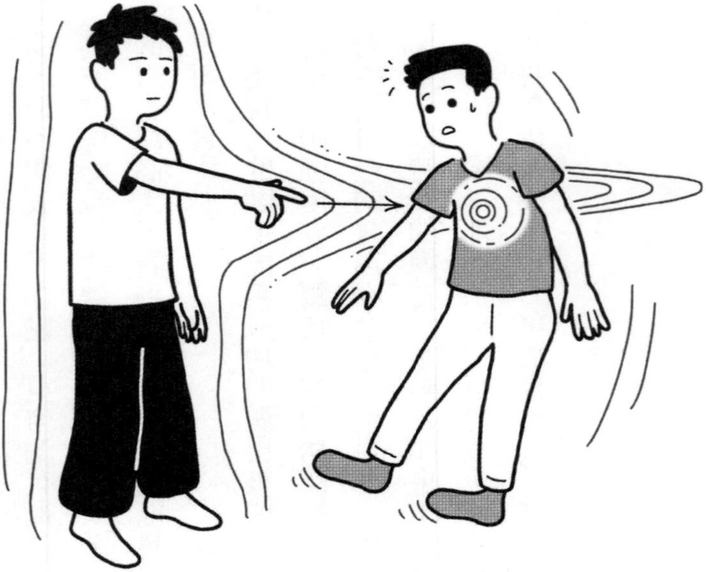

一指神功發勁示意圖

七、凌空勁

凌空勁：在太極拳裡面，最受爭議的就是「凌空勁」了，這種不需要接觸就能讓人後退幾步甚至幾公尺的勁道，從很多的拳經拳論的書中，都說是已經到達「階及神明」至高無上的境界，而在師公的傳說裡，曾經提到師公在數次的公開場合中也曾表演過類似凌空勁，可能是怕引起太多爭議而一直沒有公開太多此類的影片，但我曾經用慢動作看過師公與其學生練習推手與發勁的影片中，發現有幾次師公的手根本還未碰觸到學生，學生就開始向後退了，更有幾次手還沒碰到對方，對方就被彈飛了，這時我在想，這影片若不是造假，那幾乎就可以肯定的是師公早就掌握到凌空勁的祕訣與方法，並早已經能發出凌空勁了，可能是不想惹起太多爭議，或不想解釋太多而暗藏了凌空勁的內功，只是有時不小心又發了出來。

我用客觀的角度來跟大家深入探討一下凌空勁，雖然在我的第一本《天能勁源》的書中，我已經分享了我一些對凌空勁的看法與見解，也在公開場合表演了幾次凌空勁，還是被百分之九十九以上的人認爲是作假，罵聲也一堆，我想就算我再說明、再解釋都很難去改變我們一般人從小到大所受的傳統物理科學教育根深蒂固的思維，我突然想到我很喜歡做的比喻，那就是一兩百年前我若跑去大家講說有一個龐大的金屬物體能載幾百人在天上飛，我想我一定會被認爲是想像力太豐富，甚至是瘋子、騙子，我想在當時如果是我用到處去演講，一個個慢慢說服別人，花個十年也不會有人信，除非馬上有幾百架、幾千架飛機，整天在大家的頭上飛來飛去，最好每個人都能上去坐一下飛機，下飛機後應該就沒有人再質疑了吧！當凌空勁若能普及到像公園的太極操一樣，人人都會發出一點凌空勁的時候，相信凌空勁就見怪不怪、不足爲奇了。常看到一些穿越劇，從古代若穿越到現代，看到我們用手機、還能視訊、還能聽到千里以外的聲音、看到世界各地的直播，古人一定會發瘋，破口大罵這些怪力亂神，但看在現代人眼裡，這不是很正常的現象嗎？所以當自己很有自信而破口大罵一些未知或存疑的事情時，記得留點餘地，也許日後再回頭一看，只是突顯自己當時的自大與無知而已，無論如何我還是希望大家用正面一點的態度來看待自己存疑的事，我在自己年輕時寫的書裡就提到過凌空勁，我不認爲它是眞的，但是我沒有用謾罵無禮的態度去批判那些相信凌空勁人，幾年後當內地×芳太極大師表演一手凌空勁時，當時TVBS電視台又找上我，問我以傳統太極拳老師對這則新聞的看法時，我當時指出日本的柳×拳與×芳師父都表演過類似的勁法，但後來的搏擊選手去挑戰柳×拳師父不到一分鐘柳×拳師父就被KO倒地了。×芳大師也是當央視記者提出現場體驗，結果也是無論怎麼試×芳大師動也都無法動去採訪的記者們半步，留下了一堆笑柄。

我當天也和TVBS來訪的記者試了一下傳統太極拳推手的勁道，還好來訪的記者有被我用傳統太極拳發力的方式震退了4～5公尺，倒在地上，當時我跟來訪的記者強調傳統推手的練法是要互相接觸到彼此才能發揮功力的，像×芳大師影片中所展現的不接觸就能把人彈飛，我無法做到，我說她怎麼做到的？是不是騙人的？我無從判斷起，但有一點可以肯定的是她所表演的功夫，所發出來的力量跟我所練習的傳統太極拳或推手的方法與勁道都不一樣，同時我也指出了雖然在太極界常有聽到誰能做到凌空勁發勁，之前我也數次拜訪過一位從南洋到台灣教太極拳凌空勁的師父，想體驗一下凌空勁，但師父就是不出手，所以我不知道是眞是假，我能確定的一點是以我擔任台灣太極拳大大小小比賽推手裁判，並常年擔任教練帶隊比賽二十多年的經驗，我還沒看過那一場推手比賽有人能以凌空勁來獲勝的，那時我心中還是不相信的成分居多，我心想爲什麼會有那麼多人要配合演出呢？或許他們並不是在做假，也就是說有可能打出去某些人是眞的，但更多的人打不出去卻也是事實。

凌空勁本無罪，錯的是一些會凌空勁跟不會凌空勁的人的修養，時到今日凌空勁幾乎被作假、詐騙、怪力亂神劃上等號了，我認爲凌空勁本身只是一種現象並沒有對錯，有錯的也許是練出來的人爲了彰顯自己有多強（因爲一般人不會）所以誇大了凌空勁的效果，諸如：什麼天下第一啦、將自己神格化啦、一代宗師啦……等等，自我膨脹，也許還有經濟上的考量，因爲學傳統功夫太苦又不好招生也不夠時尚、不夠炫，教教凌空勁，揮揮手、不需碰觸，看起來又很酷的表演，招生容易多了，這種隱惡揚善的態度，忘了或故意隱瞞了凌空勁的諸多限制與不實用性。我一開始就跟大家說明凌空勁只是一種現象，它並不是每個人都可適用，反而只有較少數的人會被影響，它可以被用來研究、學習探討，但不要去誇大它是一種神功，當被人幾秒鐘就打趴在地上時，才發現這個「神」功其實是自我感覺良好、神經病的「神」。所以當我在公開場合表演凌空勁時，其實我都會強調，第一我不是什麼大師，只是武癡，第二練出這種勁道實用性不太大沒甚麼特別的，只是好玩來探討宇宙一些未知的奧妙與現象而已，基本上我很反對，有些人練出凌空勁就自詡爲大師，其實我公開分享我對凌空勁的知識與經驗有些部分的原因，也是在告訴大家不是有練出太極凌空勁的人就是大師，它並不太難，原來常被稱頌的「大師」，也許也沒很「大師」，而眞正值得敬重的大師是那默默付出、胸懷開闊爲太極文化傳承盡一份心力，而且武德高尚的太極愛好者，這些人在世界各角落都有很多，因爲大師風範永遠是德爲先技爲末的。

凌空勁會被揹上這負名，另一個錯誤是沒能練出來的那一群人，這部分有的並沒惡意，只是一昧誇大自己的經驗，也許也都是憑空杜譔，想像而來的，這些人說話不太負責任，隨便亂說，聽的人會判斷這太離譜了，所以愈來愈多人選擇不相信。還有另一群雖然相信但怎都練不出來的人，爲了自己的面子或者自暴自棄，就見人就說「凌空勁」就是騙人的，再有一些僞正義使者以爲自己的學識豐富就立馬下斷言批判，修養不好的更是破口大罵連祖宗八代都罵上了，我要說的是眞的有那麼嚴重嗎？台灣不是個民主社會嗎？民主的眞義就是能容納多方不同的意見，互相尊重不是嗎？我可以不贊同你的意見或見解，但我一定會捍衛你說出你的見解、說出內心眞心話的權利，這才是民主的眞諦不是嗎？大家可以互相存疑討論研究，但總要保持些尊重人的風度吧！富而有禮的社會不是大家共同追求得社會價值嗎？當然還有最後一種人，就是眞的不會卻作假、騙財、騙色、騙名，至於這些人就眞的是壞人與敗類了，我跟你們一樣痛恨這類人。

當新聞電視台來採訪我的《天能勁源》簽書會時，拍下我在簽書會上發表的凌空勁影片，一時在網路上瘋傳超過一百萬的點閱率，但也接近了一百萬人在罵我武林敗類、台灣馬×國、丟臉、江湖術士、詐騙、騙老人家錢啦……等等，想的到的跟想不到的多惡毒的話都有，我只是發表了我研究的心得與大家分享，你們可以不認同，但做人身攻擊只是讓我更覺得我們的社會病了，教育也出了問題了，曾幾何時台灣也容不下不同的看法、不同的見解了？但也有少數的人維持理性，像是有點假、不像是眞的、也許是串通配合的、不太可能吧，還有你們要信你們去信、我是不相信啦，對我而言這些留言都是我能虛心接受的，因爲凌空勁我自己原來也不太相信，不然我就不會在自己的凌空勁影片下打了一段文字：「一直以來我一直以爲凌空勁是假的，直到我練出來的那一天。」

講到這，我要用我的方法來還給自己跟我的學生、朋友一個公道，因爲我不斂財、騙錢，也不想成名、更不想被叫甚麼大師，所以我根本不需要找我的學生或朋友來配合作假，我又沒很富有，根本沒那麼多錢去買通那麼多人來造假，而我的學生跟朋友們有些都是總裁、董事長及社會各階層的菁英人物，若不是自己親身眞實體驗過，又豈是金錢可以買通的了他們的，然後還要一起跟我背負罵名？出書只是一種理想與責任驅使，養生醫療保健類與武術類都是冷門類書籍，說我騙錢？出冷門類的書能賺錢嗎？還有我也懶得教太多學生，因爲台灣的學習武術的風氣是不太喜歡交學費的，收的學費根本不夠交場地費的，我也索性把之前承租貼錢貼了近二十年的練功場地結束掉關門了。

在《天能勁源》裡我已經將「凌空勁」的理論公開了，相信有在研究凌空勁的人一看就懂了，也能做出來了，若還是做不出來，沒關係我來公開它的練法，讓多數人都會凌空勁，也能和自己的家人、朋友，一起體驗看看到底是眞是假，若讀了我的書，用我分享而練出來「凌空勁」的人，而以前又在各場合惡意謾罵諷刺過我的人，請記得你欠自己的無知與沒禮貌一個道歉，也欠我和我的學生與朋友一個公道，你可以在心中默念默想你的歉意，我會收到。

凌空勁練法眞的很簡單，有好幾種方法，我這分享一種最簡單易學的：

1. 用我第三堂中分享身體間頻率對接共振的方法，與對方先對接氣場同頻共振。
2. 再用我第三堂課分享精神意識間頻率對接共振的方法與對方對接彼此的潛意識與能量氣場。

3. 此時對方與自己都已經身、心頻率相對接，頻率也互相共振，請對方全身放鬆，自然閉著眼睛，站在自己前方的一公尺左右位置。

4. 集中念力，用雙手掌心朝向對方胸前，不要碰觸到對方，想像自己身上所有的氣場能量經由空氣當介質，慢慢流進對方的身體裡。

5. 當對方慢慢承受到被一股能量（溫暖而帶有一點推

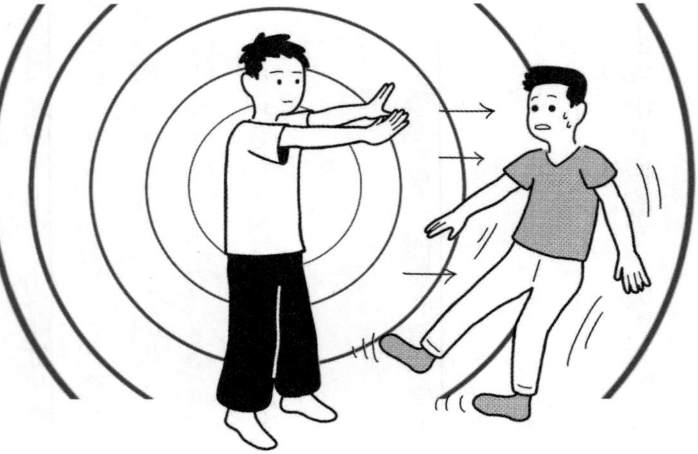

只要氣場頻率吻合了，人人都可輕易發出凌空勁了。

力）在身上作用時，此時對方已被我發出的能量流入身體並相融合在一起發生作用，此時用意念想像用無形的一隻手向對方身體胸前推去，對方會因氣場的吻合程度而稍稍前後搖晃、後傾，甚至後退幾步，當氣場意念對接的強度夠強時，對方即會被快速震退好幾步，此時「凌空勁」完成。

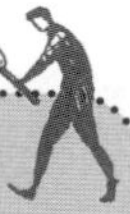

黃師父劃重點

1. 凌空勁就算發出來了，因爲它有些限制與條件在技擊上的實用性並不高，因爲在現實的環境下你很難能夠快速專心的去與對方對頻，而且在練習時是因爲對方沒有敵意沒有防備心，比較容易對接彼此的頻率，再則搏擊時對方的出手迅速、腳步靈活，很難有機會讓你的能量去跟上對方來對接，還有就是對接上了這能量也不會強大到能傷人，所以知道就算練成了凌空勁，其實也沒有很厲害，就是因爲它的實用性眞的不高，拿來當作社交表演，促進朋友間的感情不是很好嗎？當然還有其他方法也有人可以做到較高層次的凌空勁，也許再精進或更瞭解這學問後，能增加它在武術搏擊上的運用價值，我還在繼續研究學習，大家共同努力吧。

2. 一開始練習時不容易成功，並不是因爲很難，只是因爲我們不習慣，好像一開始學習開車一樣手忙腳亂，車開不出去，練熟了，開車不難，所以千萬別因爲一開始失敗就灰心，依我的經驗每十個人當中大約會有一～二位朋友會跟自己的氣場、能量相近，先找出這二位朋友是你的「眞命天子」，若成功了，你的信心就會大增，若找到的人都是跟自己氣場較不相符、對頻需要一段時間的，比較不容易進步，建議不妨多找幾位朋友試試，你一定可以從中間找到氣場跟你相對吻合的朋友，成功做出凌空勁的。

3. 雙手的氣與胸前的心輪（氣機之輪）對氣的敏感度較強，故練習時以雙掌朝向對方的胸口較容易成功。

4. 剛開始請對方全身放鬆，心情也要放鬆，請對方閉上眼睛可加強對方對自己身體的能量變化的敏感度，較容易成功，久練後只要氣場相符，不管對方閉不閉眼都可以對他發出凌空勁。

5. 請對方協助你跟他對頻對接能量，會更容易，簡單的說在對方不排斥的心理下成功率會提升很多。

懂了、甚至會了凌空勁之後，若我們再用另一種角度去看日本的柳×拳大師或對岸×芳大師的凌空勁時，會發現也許他們的學生有點配合而誇大，但他們真的是完完全全沒有一點功夫嗎？若真沒有那些學生都傻了嗎？老實說我不能肯定，我們先假設他們的「凌空勁」都是真的，但是我覺得日本的老師錯在太放大自己的能力，也太冒險要去嘗試是否能對接到來挑戰的搏擊高手的能量與氣場，假設他真有氣功能量也對接的上對方，這比賽是有機會的，但比賽是殘酷的，就算你眞對接上幾十、幾百人的能量，比賽一上場就是對接不上對手，這時候凌空勁是無法發揮任何作用的，再加上看來這位老師並沒有太多其他武術的基礎與根底，沒了氣場能量跟一般老者無太大的差別，而被擊倒是意料之中的事，而×芳老師也做錯了一件事，也許他在跟人分享此功法時，能事先跟大家說明一下這功法的限制，並不是適用於每個人身上，再用謙遜一點的態度讓大家了解這門學問會好些，但老實說就算如此，一樣會被罵，只是會少一點點，因爲我就是活生生血淋淋的例子了。

再來有人說因爲我公開表演了「凌空勁」就影射我是台灣的閃電五×連鞭馬×國，說我跟他一樣？我覺得不一樣吧！我從來沒說過我能打，也沒自稱自己是大師，也不挑釁別人或接受別人挑戰，更不是甚麼武林高手，只是一位武癡，喜歡太極武術略懂一些推手與養生功法而已。

天外有天，人外有人，我從來不覺得自己的功夫很好，在台灣這麼不友善的體育、武術大環境下，許多對體育武術的愛好者都是辛苦經營，爲了自己的愛好盡心盡力，大部分的人不爲財、不爲名，以這些人的聰明才智我相信在其他領域都能賺的到更多的名和利，卻堅持在自己所喜愛的領域辛苦打拼，這些人之中有太多的高手，他們都是我學習的對象，我只是想呼籲一下，在台灣的大環境下武術界經營傳承太辛苦了，這個領域一直也是社會較弱勢的領域，網路上永遠不缺酸民，武術界也永遠少不了批評與謾罵，我希望大家共同來改變這個陋習，天下武林一家親，我們需要的是大家更多的互相幫助讚美與互相尊重學習，匡扶正義，端正我們社會風氣，一起爲我們喜愛的武術或體育運動園地繼續奮鬥。

八、穿背勁

穿背勁：甚麼是穿背勁呢？簡單的說，就是「隔山打牛」的功夫，這功夫通常會找一個人用弓步或平步站立面對自己，再找另一個人用雙手撐住第一個人的後背肩胛骨位置如圖示，自己與第一個雙掌相對，當自己發勁向對方推出去時，面對自己的第一個人卻文風不動，但第二人卻會被推向後退數步，當多找幾位如接力一般的排成一列，可以使前面的特定幾位都文風不動，只有特定不動的幾位後面的人到最後一位會被推動向後退數步，是否是有點玄妙呢？

對師公而言，這表演眞是小菜一碟，因爲不但可以只讓最後一位的人後退，也可以令前二位不動，後面連接者都退，也可指定隊伍分爲二段，前半段不動但後半段一整個串連的人都一起被向後推動，倒成一片，這到底是怎麼做到的呢？我以下分析給大家參考！

此種表演是力量或能量的傳遞，並不是假的也不是說自己的力量有多大能以一擋十，甚至以一擋百，首先要完成這表演要有一些條件的，第一，當後方的人伸直雙手撐住前一位的後背、肩胛骨時，整排的力線方向最好要成一直線，從前到最後方向要一線貫穿不要忽高忽低會比較好做。第二，排整排人當中在表演過程中不能刻意將手彎曲收回，甚至直接放手讓力線中斷。第三，自己可以用雙掌與面對面的第一人雙掌相對來發出，也可以叫對方雙手自然下垂放下，我伸出雙手用雙手掌推第一人之胸前中間或兩側，但第一人後面的所有人仍然保持雙手前推的姿勢不變。第四，若對方所有整排人都用平步與肩同寬站立，此時發勁更加容易。

我們先來看看一般外面所誤解的穿背勁吧！有些人很多社群網路媒體裡發表出類似的表演，講了一些似是而非的原理，我來分析清楚一點，一般的表演會令所有人站平步，而發勁的人反而站弓步，而且重點是被發的整排人不管幾個人，手臂一定要撐直撐在前一個人的後背、肩胛骨位置左右，而且前後的手臂位置要呈一直線，最重要的一點是整排人都只能站在原地，不能有向前的推力，若一直向前用力，一樣會被噴飛，只是被噴飛的是要發勁的人，而整排人是不可能動的。在這些條件下只要發勁的人站弓步，向整排站平步本來就站不穩的人用力往前一推，不管你是用力還是用勁，整排人都會往後退，一點也不稀奇，很多人以爲這就是波浪勁了（波浪勁我在下個章節跟大家分享），其實並不是，這種方式表演發勁就算整排人動了，也沒有辦法做到發力時限定只能最後一人彈退，但其他的人都原地不動不會受影響或者把整排隊伍任意切割成兩段，前半段的人通通原地不動，後半段的人通通會向後退，力量大時，用向後噴飛的形容詞來形容也不爲過，這種方式若我們以物理力學的角度去解釋穿背勁，整排人也許會退一點點但不會退太遠。但當整排人不光只是指是站著而已，而是有向前的推力時就無法做到了，這跟師公所表演用勁來發穿背勁完全不同。最大的不同點在師公所表演的影片中可看到，人群裡雖然整排人雙手還是向前推著前一個人且並沒有要求一定大家手臂要完全伸直，甚至從前面手臂到後面的手臂力線並不是一直線，而是任意得有點像波浪狀的曲線。還有師公表演時都是叫整排人站弓步，而且是大家有用點力量往前推的，大家可以試試，不要說整排人了，就算叫二到三人用弓步往前一起同時推自己，我們也擋不住，還有最大的不同點就是用力學的方式無法做到的勁道「穿背」（即隔山打牛）的效果，自然不能叫做「穿背勁」了。

我分享一下用內功的方式來做出「穿背勁」的方法：

1. 先用鬆沉勁把全身放鬆，讓全身與地球吻地完全對接。
2. 全身放鬆放空，讓宇宙間的能量先流進自己身體裡面（例如前面分享的水能）。
3. 試著調整身體能量頻率跟整排的第一個人對接對頻，用意念想像跟第一個人合而為一，此時用念力用水的能量衝擊送到第二人身上，此時，第一個人不會動，第二個人會被彈退數步。

4. 若要做到前半段不到後半段後退時，只要將前半段的人，都用身體能量形成對接，頻率相同共振，再想像自己跟前半段的人通通融合成一體，再用水的能量送到後半段第一個人到最後一個人的身上，從後半段第一人開始就全部會被推向後面，後退數步，而因爲能量會累積，所以後退的力量是會相當大的。

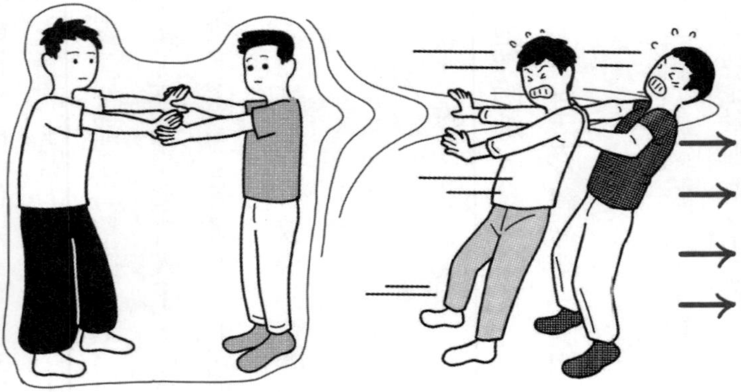

穿背勁示意圖

黃師父畫重點

這裡解釋了用普通力學的傳導時，整排人的力線（用力方向要一致），而用能量的傳導，這力線的方向就不是太重要的因素，而用力量不能分段，無法做到前半段或前面第一人不會動，而將力傳導至後半段，所以非得要用氣的能量傳導才行，否則無法做到，還有當整排人一起用力往前推時，尤其是用弓步力量會超大，若用力來擋根本無法擋住，只能用氣、用掤勁，此時因爲被自己氣充滿全身，會形成一個反彈力，使整排向前的推力無法用出。還有因爲力的傳導會愈傳愈小，但是用氣的能量傳導卻是會愈累積愈大，因此，只要自己能整排人的氣場相符合相對接上，後面通常站個十幾二十個人都沒甚麼問題的，重點是有些表演的師父因爲自己的內力不足，可能只能影響1～2人，但又想表演的厲害些，又找不到太多人可以跟自己的氣場對接，而在隊伍中參雜了一些感受不到氣場的人，但爲了表演只要感受一點來力就自動自發的向後退數十步，這種作法就略嫌誇大了，而且用演的退後又會讓人覺得很假的感覺，相信我，有受力的後退，跟自己主動往後退的感覺差很多，用慢動作重播影片就可以輕易地看出來，誰是眞本事，誰是配合的演出了。所以在這裡我也用比較客觀的看法跟大家分享，有些表演一排幾十人，甚至幾百人的類似演出，不是說師父眞的完全沒有功力、作假，只是眞假摻半，一如我說的要找到氣場能對接的人才能做到用能量發出來的勁道，但一時要找到那麼多氣場能對接的人還眞的不太容易。因爲無法同時找到那麼多磁場相近的人，所以通常就用有點類似「餵勁」的方法配合演出了，造成有點眞又有點假的現象，但一般人對力很懂，對能量很陌生，再加上也有一些人完全不會也找人來演一演，自然容易被歸類在通通造假之流了。

前面有提到穿背勁表演需要在某些條件上才可以做到，其中第二點整排隊伍中在表演過程中不能刻意在勁道發出時將手彎曲收回，甚至直接放手讓力線中斷，若要克服此情況發生可用淩空勁原理來完成，只是功力就要更高了。

我在這公開分享這些百年內功祕訣，就是希望大家能用較客觀的態度去分析，信的當欣賞一場表演，做這種表演的表演者，通常也沒說這種表演可以去對打，不要自己想像，好像看別人表演一套拳一套兵器的套路，他們也沒說他們就可以去打搏擊呀！不信的就當欣賞一場鬧劇就好，也不必一定要當正義魔人，任何領域或行業本來就是眞眞假假，重點是也許我們不應該用太嚴苛的角度來看待這些表演，能擊破木板跟磚塊的人，不一定用的就是眞硬木板、眞的清水磚，也許用的品質較差的木板或磚塊，表演擊破了我們也是給予鼓勵性的掌聲，不是嗎？不需要去挑釁人家說「你這麼厲害，來打打看呀！」畢竟人家也從沒說打的破木板跟磚塊就能搏擊呀！穿背勁、波浪勁也是類似的現象，大家就算當欣賞魔術表演也無妨，我只希望能喚醒大家一顆懂得欣賞與善良的心，對任何表演的工作者，無論表演得好不好，只要他是認眞的不騙財、不害人，我們都應該給予掌聲鼓勵，不是比謾罵挑釁來的好多了，不是嗎？不過穿背勁在我年輕時我看到師公所表演影片，眞的太神妙令人難以置信，總覺得是學生們配合演出，我用慢動作重播後我才確定是眞實的。在當時我根本沒有想過這武功能不能去打人，而是讚嘆這功夫的玄妙，現在我終於練出來一點點了，不能用來打啦！但眞的很有趣，自己會有點成就感，很快樂，我覺得這才是練功眞正的收穫。

九、波浪勁

波浪勁：我認爲波浪勁是比穿背勁容易的，但看起來依然是很震撼的，我來解析一下一般人所表演的波浪勁，波浪勁的準備動作跟穿背勁是一模一樣的，一般人還是會叫整排隊伍站平步，然後用弓步發力使整排隊伍後退，此時，整排隊伍裡的人，只要把身體緊繃手打直，力線成一直線，我們向隊伍中第一個人的雙手或胸前兩側推去，整排隊伍都會向後退，這沒甚麼好玩的，幾乎人人可以做到。重點是這隊伍中的人不能用力向前推，一推，你再試試我們就推不動了，若隊伍中人人改用弓步再推向自己看看，自己一定向後退數步。

還有一種方法是當發勁的人的身體基礎結構與定勁、聽勁有著相當一定的功力時，也可以做出類似的表演，這種表演方式就是排的人一樣可以用弓步向前推，但要發勁的人一隻手卻搭住第一個人的手肘下方，另一隻手伸到對方身體另一側的腋下位置，當後面整排人向前推來力量時，發勁的人並不發勁，而是用聽勁將來力導到自己的後腳，然後用提勁將隊伍中第一個人拔根而起，此時第一個人因爲前後的力線夾擊，整個人上浮甚至離開地面、用不了力，後面隊伍來的力量也因力線變化而破壞掉原有的推力，此種表演發勁者只是用了一般太極拳推手的技巧聽勁、定勁與提勁，而面對的只要能搞定隊伍中第一位的來力，後面的人出的力量只會到第一個人身上，其他力量都會被轉化成向上的力量，隊伍後面排幾個人都不要緊，所以這只是太極技巧的表演，但是發勁者也要有相當好的太極功力，沒有幾年的太極推手的基本功夫也是做不到的，這種勁道排隊的方式，雖有點類似波浪勁，但實際上跟眞正的波浪勁是完全不同的。

在師公表演的波浪勁影片裡面排成隊伍的人都是站弓步，雙手大致伸直，往前面一個人推去，並不需要太強調整體來力的方向，還有師公會叫整排隊伍一起向前推、向自己推來，師公僅用一隻手單掌推住隊伍中第一人的胸口，即可擋住整個隊伍的來力，當師公拿起另一隻手往第一個人胸口推出後，整排隊伍就像斷了線的風箏一樣，向後面急退好幾步，甚至十幾步，這波浪勁到底怎麼做到的，我也是研究了近三十年才悟出一二兩分，在這分享給同道同好參考。

波浪勁的練習方法

1. 要用本身的本力來擋住整排伍隊用弓步向自己推來的來力是不可能的，因爲這力量太大了，尤其是師公的表演一排就是10～11人，所以到底是怎麼撐住的呢？方法是用能量、念力來發勁，只要用數個像漣漪擴散狀的能量圈向隊伍的每一個人的後背打出去，就可以了，此時所有的來力會被氣圈擋住，如前面我所分享的念力阻隔推力一般。
2. 擋住隊伍的推力後，全身放鬆透空，用宇宙天地的能量（如水能貫滿自己全身）當另外一隻手或兩隻手一起往隊伍第一個人的胸口送出時，此時雙手不要用力，用意念將自身的能量往隊伍大家的胸口一整排，直直貫穿隊伍而出，此時隊伍中的每一個人將會被能量貫穿到重心，而呈現整排人向後急退好幾步，甚至十幾步的現象。

黃師父劃重點

不管是穿背勁還是波浪勁，表演的隊伍中的人一定要跟發勁者的氣場能量要對接，若隊伍中的每一個人的頻率都可以跟發勁者的氣場能量相符合時，此時隊伍後面排上多少人都不是太大的問題。

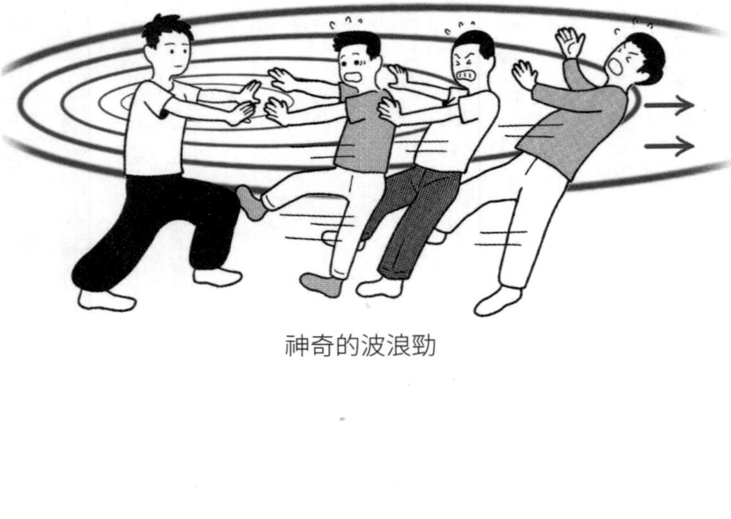

神奇的波浪勁

若大家要做表演時，我的建議是5～10人最適當，因爲太少人看起來不夠神勇，若找太多人因爲一般人不理解一定會把造假跟你的表演畫上等號，再來要一次找到很多人，能夠跟自己氣場相符合也不容易。很多人臨時找不到卻又想表演，最後只好找一些自己無法對接能量的人來用演的，自然會有些配合且不眞實的成分存在了。

這裡也要指出一個觀念，大家常會質疑的一定是，爲什麼在表演類似的勁道時老師都只是找自己的學生配合演出，若換成觀衆上場就不靈了呢？首先若是遇到根本就是造假的演出時，換觀衆上場時當然不靈，這一方面就不討論了。但說到爲什麼都是找自己學生上場呢？這眞的是廢話，任何表演，話劇也好、功夫示範也好，本來就是要找工作人員比較能配合所要呈現的東西，不信你臨時找一個觀衆上場跟表演的舞團一起跳舞看看，相信也不會太合拍的。另外在觀衆裡面一定會找到可以感受到能量的人，也有可能找到感受不到能量的人，結果一定是感受到的人信的要命，感受不到的人不屑、嗤之以鼻。我想既然是表演，我們又不需要得到所有人的認同，因爲根深蒂固的觀念是很難去改變的，我們只要自己知道是眞的是假的就好了，實在沒必要要去向誰證明甚麼！

在誠品書店我《天能勁源　我要更好》的簽書會場上，有觀衆提議要現場的觀衆上來體驗我所做的「搬人術」的表演，我說可以上來試試，結果，我很輕易地當著兩百人的面前「搬」動了自願上台的人，但是在現場的人，還是有些人認定這位朋友是我事先安排來上台配合演出的，不在現場的人後來看影片，也幾乎都說是我安排的學生，這樣有意義嗎？再多的陌生人來體驗，不信者永遠認定是我埋下的暗樁，除非你自己親自上來體驗，但我想我有必要做到如此不堪如此低下嗎？別人叫我試著去證明給他看，難道我就非得要試著證明給他看嗎？你說要我試，我就要表演給你看嗎？天下哪有這種道理？假若你對五星級飯店的主廚說你不相信他的廚藝好，你一定叫他煮一頓免費的大餐給你試試，看他會不會理你，話說這位現場上來體驗的朋友，後來也跟我學習上課並成為我的學生了，到了下一場表演，又有人會說，你看黃老師永遠都只能找學生來配合演出，煩不煩啊！有意義嗎？不信就算了吧！我又沒要每個人都相信我，信了又如何？我很知足，物質上雖談不上富有，但財富也算自由，沒太大經濟壓力，根本也不需要向誰去證明，更何況若沒師徒緣分，我根本也懶得教。

當然並不是每一個人的氣場頻率都跟我們這麼符合，表演起來就效果不會太好，若整排隊伍中有幾個氣感對接強的，可以把氣場感應較弱的交叉排一個在後面，這樣依序一強一弱也會有不錯的效果，或者用我前面所說過的催眠表演一樣，可以事先先選擇過，把氣場跟自己比較吻合的人先選出來，這樣就能確保在表演時有很強的效果了，其實任何技巧和表演都有盲點，並不可能對任何人都會有同樣的結果，在你的演出或表演時若遇到同領域的高手，任何表演都不會太好看。比如，一位柔道高手當對手是普通人沒學過任何武術和摔技，自然可以將對手「摔」得很好看，此時若有一位也受過摔技訓練的選手要求上來試試，可能就不會摔得太好看了，我要強調這是一種內功與能量表演，目的是讓大家能了解一下內功能量的存在，跟他的奧妙之處，並非是要去比較誰比誰厲害的比賽，要比賽當然要去比賽會場比，場內看的表演只是展示方法與技術並不是比賽，跟在比賽時所運用的功夫與技巧是不相同的，基本上是兩碼子事。

這邊也提出許多經驗分享，剛開始能與對方氣場相對接的成功比率眞的比較低，經過不斷的練習後，能對接到別人的比率發現會愈來愈高，像我幾個學生，剛開始大約十人裡面只有4～5人我能用能量來「連線」他們，不知不覺中到現在10裡面有8～9人都能被我用能量影響，這也是滿奇怪的，因爲從我體悟到這種內功的練法後，我一直在研究如何能適用到每一個人的身上，希望能找出爲什麼師公能夠用他的內力去打到別人身上的比率高達九成五以上，成功率超高，目前已有大的進展，知道愈練習成功比率愈高，還有這個內功好像會自動去對頻，也就是跟你常接觸練習的人，愈容易連線成功，另外女性也較容易（我猜想一般女性的肌肉較放鬆，體內能量通道也許比較暢通）等等現象，到目前爲止，我雖然每天都有進步，但始終還沒找到一條能快速又能保證成功機率提高的有效方法，希望未來能發現更多的體會與不同的方法，再跟大家分享。

結語

二〇二一年五月在台灣隨著COVID-19疫情爆發後，很多人都自動地配合政府在家自主居家隔離了，我停下了工作，很少外出，在家除了練功之外就開始起筆這本書，每天幾乎花我9～10小時在專心寫作，其實平常實在太忙了，藉由這機會專心練功、寫作也不錯，但是待在家裡久了許多人的負面能量也就會慢慢出來了，很想早日跟大家分享「天能勁源」這個能眞正提高生活品質及生命境界的知識，於是我就加快步伐，因爲很多都是我一直在教學裡就有的知識與筆記，所以在六月中我就完成了這本書的初稿、隨著三級防疫的延長很快的我在七月完成了初步的校稿。

我一直覺得我們每一個人都在尋找自己眞正的價值與來到這世上眞正的意義，但很多人找不到方向，我想每一個人在生活上多少都會有一些不如意的事情，但懷憂喪志是不會讓心情好起來的。面對這些的挫折，我依然保持樂觀的態度，因爲我想起我小時候的的心願與夢想，正一步步的實現，至少是達成我在武術界四十幾年所對自己的要求與期待了。小時的夢想是能快樂的習武當個武術家，現在至少我努力往這條路奮鬥了，武術家就算談不上，也可以擁有「武痴」這個名號了。年輕時看到黃性賢師公影片中所展現的神技，沒想太多只是崇拜，在這一兩年終於也悟出了幾分了，想到這一件事的快樂就可抵銷所有不快樂與挫折了，因爲我完成我小時候大部分的夢想了，我們實在不需跟別人去比較甚麼，但我們可以捫心自問：「你對得起自己的理想與目標了嗎？」是不是我們已經完成了此生自己最想要完成的一件事了呢？這輩子若能眞心的了解自己、認識自己、找出自己生命所追尋的，去努力奮鬥、去完成，不但能成就了自己，更能造福他人，這不正就是生命的意義嗎？這輩子能好好的成就完成一件事就足夠了，這就是提升自己的生命境界。

我發現到現代人不論事業多有成就、名譽有多麼好、家庭有多麼幸福、地位有多高、有多麼長壽，但是有很多人還是不快樂，原因就是「心」不快樂，自己整天忙忙碌碌或無所事事，都像行屍走肉一樣過著同樣的生活、做著一樣的事，於是有越來越多的人意識到自己不知道來這世上做什麼？開始求諸於宗教、哲學等身心靈領域去追尋，但當我練到「天能勁源」的能量之後，我又發現了一個新問題，這個問題就是當人家在追尋身心靈的體悟與成長時，很多人又陷入了另一種迷失，那就是你眞的體悟到了眞的「身」？眞的「心」？眞的「靈」了嗎？老實說大部分都是自我感覺良好，連自己都騙又怎麼會快樂呢？這些例子在我們日常生活中隨處可見，試想一堆人爭相去聽如何理財或是賺錢的方法，回到家後，發現除了多交了些學費更窮外，依然繼續過著一樣的生活，也沒因爲聽了這場理財激勵而賺到錢，那是去心安的，又好比有些人意識到練氣功是種很好的養生功夫，就傻傻的練，練了幾年也從不想想到裡練出了什麼？相信大部分的人都是有著同樣的想法，比一比劃、想一想，就說練好了，也是練心安的，還有許多人，透過一些占卜、算命、塔羅牌等等來尋求安慰，聽別人如何說說自己的命運，就算說準了說中了，請問對你的生活或未來又有多大改變呢？又有些人跟著流行，聽聽音頻、靜靜坐、冥冥想，就稱說得到生命的意義了，就讓自己以爲獲得到正能量了。我要提出的是這些種種探索身心靈修練的方式，大多數人都是練心安的，到底自己有沒有所得連自己都不知道，只是永遠在自我交代、自我催眠。

在這本書裡，我分享了很多太極拳修練方式給大家參考，我的目的有二，第一我的志業是推廣黃式太極拳給更多的人去瞭解，讓大家能去體會去欣賞這個世界重要的文化的遺產，在哲學、在藝術、在武術、在生命眞諦的領域上，第二我想用這種模式來指出，讓大家了解到眞正練出內氣，內功是有多麼的不同，並不是憑空用講的、用想的、用編的，舉例來說，當眞正練出內功，你可以用出能量，與天地宇宙發出的訊息溝通、能與別人的身體氣場對接對頻、能與別人的潛意識溝通，忽然間你的生命變開闊了，眼界變寬廣了，對事物也透徹了，也許這就叫做入「道」，用同樣的觀點去反思你現在所追求的身心靈領域，你感受到什麼了？你能做出什麼？你又能體會出什麼了？我相信大部分人都有認眞在做、有認眞在學，但是大家都不願意去承認連自己都不知道在修什麼？在練什麼？更別說練出什麼了，我想透過這些太極勁道的展現，讓大家了解能量這個東西的眞實存在，當你感覺到了能量，發現的能量可以得到驗證時，我們才能眞正誠實的面對自我，找出自己的本心，而不再是停留在永遠的自我感覺良好，練心安、練給自己交代的。

曾經我一個學生問我，老師我只想練養生功夫，你展現一些能量的表演給我們看幹什麼？我也不需要用能量去打人呀，我對他說能量本來就不是用來打人的，我把他用在大領域上，若只把能量用來打人就太大才小用了，更何況用來助人比用來打人有意義的太多了，我之所以表演這些發勁的方法給大家看，只是想點出只有練出眞眞實實的能量內功才會發揮最大的養生效果，而不是常見的舉舉手、伸伸腿、呼呼氣、吐吐氣，交代了事，簡單的說，當你能感應到能量的時候，你就會發現外面有太多的領域都是在做身心靈的外形與儀式，而內在的本質與內涵卻都被忽略，讀讀理論、置放自己在一個清幽的環境、想想像、做做動作，重點是甚麼？大膽的問一句，你真正練出什麼了，得到些什麼了，是更空洞、更空虛、更想不通吧！你是更追尋不到自己想要的呢？還是你已經從某些身心靈的領域中真正找到自我、跟自己想要的東西呢！

現實是很殘酷的，當我苦練幾十年完全不知道自己練出的是什麼東西，只是一味的練練練，一晃時間也過去了，等我練出一點東西後再回頭看，整體眼界都打開了，這種心境的轉變是可以帶給大家真正快樂的，而我這個武痴也慢慢由練身轉變到練心、修心了，我很想分享這種快樂感覺給大家，這也是本書著重在心的教育的原因了。

在台灣的讀書的風氣越來越差，而運動、武術、競技、太極拳的書一般又是比較屬於冷門類別的書籍，跟主流的理財、投資、寫眞、美食、旅遊類書籍完全不能比，而一些短打東抄西抄，東編西編的不太專業養生的書籍又多以圖片、美編、手繪來美化文字與內容之不足，在本書中我直白的點出許多不合理的現況。本書談論的是一般人較無法理解的論述，但是我秉持的是自己認爲對的事就要去做，當然在投資理財界待了二十年的我，也可以出版一些迎合大衆口味的書籍，但我想那就失去我要藉由書籍來傳遞我的理念給大家的目的，那不如不出書了。

感謝支持我完成這本書所有的親朋好友們，我想這本書，尤其是黃式太極發勁的各種技法那幾篇可能又要引起一片爭議與批判了，不管反應如何我只是將這門學問中自己的體悟分享給大家參考，我還是依然帶領著弟子們繼續研究學習，每天依然有新的發現、新的體悟，在完稿後我又發現了磁能、電能與場域對身體的影響，有著更多的神奇體悟與體驗，每天都有著發現像哥倫布發現新大陸般的喜悅，又探索到更深且未知的領域。功夫是自己的興趣，練自己快樂就好，沒有要去跟別人比較甚麼，我也再次提醒大家找出自己最喜歡、最合適的修練方法就是對的，事實上《天能勁源　我要更好》一書邁向五刷了，這學問也終於慢慢受到廣大的迴響與更多人的支持了，有越來越多人的認同與理解，也支持著我繼續分享我的研究跟所學給大家，期待有更多的人認同我的理念對「天能勁源」的學問產生興趣，讓我們一起努力把生命中的美好帶給大家，共同提升生命的境界與層次，讓世界更好。

附錄

修練「天能勁源」常見的二十個問題——Q&A

Q1. 我對武術沒有太大的興趣，「天能勁源」可以只練習專注在養生的方面嗎？

A. 「天能勁源」本來就是專注在養生上的修煉上，雖然也可以應用在武術上，尤其是在太極拳的領域，但現代社會練太極拳或武術最主要的目的還是在養生，而武術是養生的加強版，強身健體養生效果更佳，再來養生的目的是爲了要活得更久、更健康、更快樂，建議大家要把養生建立在防身的基礎上，若平常不多少練一些防身的技能，萬一遇到歹徒或其它的危險時，想養生也沒有辦法再養生了。

Q2. 外面練氣功的人很多，請問我以前練過別的門派的氣功，會不會跟練天能勁源的功法相衝突呢？

A. 好的功法是不會互相衝突的喔！就好像我們在讀書時一樣，我們在學各國語言時，雖然語法跟文字、文法的性質都不一樣，但是我們卻可以同時學英文、日文、德文和其他的各種語言，並不會互相衝突，而且相反的反而互相會有些幫助，讓你學習得更快，學過其他的氣功雖然練法不同，但是不會有太大的影響，在選擇功法的時候，最重要還是要問自己有沒有練到東西？是否練了很久卻一點感覺都沒有？第二個是要看看這個功法適不適合自己練習，還有自己喜不喜歡這種練習的方式，這才是最重要的，任何功法基本上沒有好壞之分，只有專不專業、適不適合的問題而已，選擇自己喜歡練的，覺得對自己眞正有幫助的就是好的功法。

Q3. 練習天能勁源的時候需要什麼基礎嗎？是否每個人都學得會呢？

A. 練習天能勁源基本上不需要什麼特別的基礎，就好像我們在學習其他的技能或者任何一種樂器或才藝的時候，大部分我們也都是從頭學起，天能勁源是一種全新的學習領域跟學問，也是全新的練習模式，以我目前的經驗任何人都是從零開始學習，一直到練出來有感應，而且我也沒看過其他類似的領域有相同的練法，只要知道正確的練習方法，其實並不難學，重點是我以前一直找不到方法可以練習而摸索了四十幾年，現在我完全公開練法給大家參考，只要認眞的練就一定可以學成的。

Q4. 看了黃老師很多的表演影片，因爲覺得眞的很神妙，不知道會不會沒練好，反而練到走火入魔了呢？

A. 基本上這些表演的影片有點類似以前我們看的武俠小說，有無限的想像空間，這些原因都是因爲對這個學問不理解，覺得很不科學，其實這門學問既不藉宗教外力、更不假鬼神，它只是一種現象，當你懂了以後，了解他的原理，事實上它是很科學的，只要按照老師給你的正確方法來練習，不但可以強身健體並對你的大腦的開發也有相當大的啟發，不會有走火入魔之虞。

Q5. 請問跟著書上練就可以練成天能勁源了嗎？黃老師是否有開課在教學呢？

A. 在書上寫的都很詳細沒有藏私，細節的部分老師也都一一的點出來重點，跟著練多少都可以練出一些程度，當然很多的時候是筆墨和言語無法形容的，是沒有辦法透過書來完全闡述明白的，如果有老師面對面、手把手的學習，一定會學得更快速、更正確。黃老師一直有在開課線上的、跟實體的課程，都有在教學，可以留意並關注老師的社群公告。

Q6. 太極拳的門派眾多，黃老師的黃式太極拳跟其他門派的太極拳有什麼不一樣呢？

A. 太極拳的門派的確很多，有陳氏、楊氏、孫氏、吳氏、武氏跟台灣流行的鄭子太極拳等。黃氏太極學會爲黃性賢宗師在一九五七年所創，黃性賢大師師從鄭曼青宗師，所以也可以說是鄭子太極拳的一支，鄭曼青宗師又師從楊澄甫宗師，所以說黃氏太極拳也可以說是楊氏太極拳的一個支派系統傳承，以前學拳的觀念較保守，都只傳本姓家族，現慢慢已經普及了，故各門各派也大多將「氏」字改成「式」字。雖然大家強調練法與重點都不太一樣，甚至是同一個門派的師兄弟練法、重點也都不一樣，有的人是爲了講求藝術外形的流暢好看與伸展、有的人是爲了練修身養性往哲學修養與自己體悟人生的方向來練習、有的人練習的重點的是爲了能擒拿、散打、搏擊……等許多不同的目的，更有些人只是想要活動一下伸伸腿、拉拉筋就好。有些人會專注在推手、有些人會專注在拳架，有些人會專注在內功、有些人會專注在發勁甚至對打、散打。修煉目的每一個人也都不太一樣，所以練法當然也會有很大的出入。選擇自己喜歡的就是好的，黃式太極拳本書裡已經介紹了很多的勁法了，比較注重在內功跟自我精神上的層面來鍛鍊，以養生為主軸，相信大家都已經有一定的認識了，自己可以評估一下適不適合自己來練習。

A. Q7. 請問天能勁源的功夫，可以應用在技擊方面嗎？

天能勁源當然在技擊的方面會有一些幫助，像擒拿或者是發勁及內功抗打的部分，但是技擊並不是天能勁源最主要修練的目的，而且技擊是很全面的功夫，還需要配合其他的鍛煉跟功夫的訓練才會有效果，像是身法、步法、腿法、手法、拳法、摔法、拿法及肌耐力、體能……等等的練習，光練習天能勁源是不夠的，而且練習專注的領域也不一樣，若有技擊的需求會建議去學習泰拳、拳擊、空手道、柔道、柔術、MMA、搏擊、散打等會比較有效率。因為內功訓練是需要時間慢慢累積的內功，但若能練到一定的程度相信對技擊上多少還是會有幫助的。

Q8. 練習天能勁源的功夫是否有性別或年齡等限制嗎？

A. 基本上練習天能勁源不需要有特別的年齡和性別的限制，男女老少都可以練習。練習內功的時候，會要用到很多的腦力跟意識力，只要是頭腦能夠正常的思考運作的人都可以練習，而且內功的修煉很適合中老年人，因爲練習的外形動作很簡單，又可以訓練頭腦的潛意識運作，會有預防老年癡呆、健忘症的效果，再來因爲練習的時候動作和緩並沒有太劇烈需要肌肉用力、關節用力等比較困難的動作，所以就算是體型弱小或老弱婦孺基本上都可以來練習。

Q9. 我看網路上有很多人在討論黃師父的天能勁源的功夫表演，影片是否有造假或配合演出？許多黃老師的表演影片看起來都眞的假假的，請問爲什麼要請人配合演出啊？

A. 在網路上有許多搞笑的影片，也常有作假的內容，但是黃老師所表演的並沒有作假也沒有請人去配合，當然對方也並沒有特意的去阻擋或或避開，因爲只是表演，跟實際對打當然是有出入的，如果在表演的時候，被表演者不但不配合表演，甚特意的去阻擋或不配合，自然打出的勁道不會太好看。在黃老師的表演中，學生們當然不會刻意的去阻擋或者去跟老師唱反調，不過也沒有爲了老師的表演好看而自己亂跑亂跳來加強它的效果，完全就是一個很自然的情形，好像投球一樣在罰球線上投籃球，你可以很準，當有人來防守的時候自然就沒有辦法有這麼高的命中率了，但是基本上在罰球線上把球投進籃框，這是千眞萬確的。在黃老師的表演裡面已經再三的強調過了，被表演者的氣場要跟老師的氣場相符合時，這時候被表演者才會感受到氣的能量反應，一般人通常都是針對「力」的反應很清楚很明白，所以被「力」打退、打飛這些現象自然可以理解。但是一般人從來沒有看過或體驗過被氣的「能量」打退、打飛的反應，對這門學問不了解，就覺得一般人做不到，會覺得怪怪的或很神奇，所以看起來就會覺得假假的，但是黃老師在推拿界、功夫界與出版界30～40年了，已經有一定的名聲了，眞的沒有必要作假，而且黃老師也沒有這麼大的財力去買通這麼多人去做造假的演出。

A.Q10.

請問老師有在教催眠課嗎？

基本上老師用的是一種天能潛意識的念力導引對談溝通的方式，跟傳統的催眠的方法還是不一樣的，如果要學催眠還是要找專業正規的催眠課程來上會比較合適，因爲老師根本沒學過催眠，所教的是潛意識能量溝通，是一種有點類似催眠的方式，但原理和方法又不一樣，我把它叫做天能念力導引，這種方式呢？不需要經過太久特別的鍛鍊，只要內力夠強直接就可以穿透別人的潛意識，跟別人的潛意思來進行溝通，所以叫做類催眠，老師在上課時也當然會一並分享這個方法。

A.Q11.

請問天能勁源這門課程要多久才可以全部練完呢？

天能勁源的初級入門課程大約10到15個小時就可以上完了，因爲它是一種非常有效率的課程，最重要的是學習修練的方法，學習並不難，但是要能練的出來才是重點，上完課後還是要需要一段的時間來練習，基本上若是對養生的目的而言，10到15個小時的入門基礎課程，就非常的實用夠用了。天能勁源基本上是天、地、人的修練方法，所以說我們可以修練到一個非常廣大無止盡的一個領域，但是還是依學習者的興趣而定，好像我們求學一樣，有人讀到小學，有人可以讀到博士，甚至是博士後研究，最主要還是要看自己想練到什麼樣的程度，所以學無止境，它能夠開發的能量是無遠弗屆的，非常大家值得大家來共同研究。

Q12. 天能勁源功法在練習時需要找人對練嗎？還是自己一個人也可以練習呢？

A. 天能勁源的功法可以自己練習，也可以找幾個朋友一起練習，自己獨處時可以練習增進自己內功的功法，但也可以找你的朋友和夥伴來一起對練驗證，互相研究討論，這樣更能相輔相成，也就是說在沒事的時候，只有一個人的時候就可以自己練習，有朋友的時候就可以呼朋引伴一起練習，這樣子的話進步會更快。

Q13.

天能勁源目前已經出版了兩本書了，請問以後還會出版第三本或更多嗎？

A.

應該會喔，天能勁源這學問所探索的領域非常的廣大，宇宙太浩瀚、無邊無際的，所以這門學問是無止盡的黃老師也一直在研究探索，所謂的學無止境，而且當你練習到越久，你開發的功法也就越多，體會也會更多，能探索到的世界也更加廣濶。你將會發現你雖然不斷的在進步，但是也不斷的又探索到更多未知的世界，相信我不久我還會跟大家分享更多的心得。

Q14.

請問天能勁源的功法是黃老師獨創的嗎？除了在台灣，黃老師世界各地還有沒有他的弟子在傳授呢？可以在別的地方學到這門功夫嗎？

A. 如書中所說，天能勁源是黃老師練功練了四十多年，才悟出的一種特殊能量的修練方法，書中所介紹的功法百分之九十以上都是黃老師獨創的，少數是參考老前輩、先聖先賢所留下來的影片及書籍後悟出來的。目前除了黃老師本人在臺灣教學，全世界其他地方目前並沒有在教這門學問，當然希望在未來可以有更多的弟子們把這個學問推廣到全世界，分享給更多的人。

Q15. 請問天能勁源在練習時有場地的限制嗎？在室內練習好呢？還是在室外練習比較好呢？

A. 天能勁源的練習場地並沒有特殊的限制，練習所需要的範圍非常的小，大概雙手張開的範圍就可以了，在室內練習的時候，通常會比較安靜，所以我們可以多練習一些靜功或念力的鍛鍊，而在室外時天地能量會比較大、阻礙也較少，比較容易體會並對接到天地的能量，較容易練到天地人合一的境界。所以在室內室外都可以練習，也都要練習進步才會快。

Q16. 請問一般人要花多少時間來學習天能勁源比較好？還有如果想要練到黃老師的程度，大概要練習多久呢？

A. 要看自己的興趣跟喜好練功的程度，有興趣的，你就可以多花點時間來學習，每次練習的時候，建議是10到25分鐘，不要太久，但是一天中可以多練幾次，有點像吃飯的少量多餐的概念，這樣的效果會更好，因爲當你持續練習太久的時候，你全身的肌肉反而會容易緊繃，專注力也沒有這麼好，學習的效果反而比較差，至於練習多久後才會有感覺練出東西了呢？基本上從入門到身體有一點點練到功夫或能量的感覺，大約是三到七天，要看個人的體質跟苦練用功的程度而定，跟我們學習任何學問時都是一樣的，有的人就是天生會學的比較快，有的人就是會學的比較慢，但是學得快不見得就後來一定學的好，最重要的還是要多花點時間來練習，黃老師畢竟習武超過四十年了，要練到他的程度，花的時間可能要比較長喔！現在黃老師把所學的練功祕訣完全公開，相信也會幫助大家節省很多走冤枉路的時間，但是總而言之一句話，功夫是練出來的，不是用講出來的，所以不能只是光說不練。

Q17. 黃老師在天能勁源影片中的示範，是否都一定要找黃老師的學生才會有用，如果對一般的陌生人會有用嗎？

A. 每一個人的氣場跟氣感都不太一樣，黃老師的學生通常都跟隨老師練功有一段日子了，通常氣場的跟老師的吻合度會比一般人強一些，所以表演起來也特別的有威力又好看，但是對一般的陌生人而言，雖然大多也都會有感應，其實表演起來也相當的精彩，只是並不是全部的人都能夠適用的，因爲並不是每一個人的氣場都能夠去跟老師吻合，如同其他的運動一樣，每一種策略或者是戰術也不百分之百完全適用於不同人的身上，其實道理都是一樣的，又好像催眠師在選擇被催眠者時都會先對被催眠者做一些先前測試，找出最容易進入催眠狀態的人一樣。很多黃老師影片中的示範都是素人喔！不限只是黃老師的學生而已，別忘了！大部分老師的學生，都是從陌生人開始，後來了解了、相信了才跟隨老師練功的，最後自然就變成了老師的學生了。

Q18. 練習天能勁源的功法會需要遵守什麼樣的規範嗎？會有什麼樣的練功禁忌嗎？或有一定要信奉某種特殊的宗教嗎？

A. 天能勁源的功法是很科學的，只要認眞學，每一個人都可以練得出來功夫，但天地有正氣，不能心有邪念，否則練出來的能量不會強，練功的時候也要專心、要有正念，否則就容易被負能量所影響，並無其他特別的禁忌，也跟宗教鬼神無太大關係，完全就是一個修煉正能量的功法。

Q19. 學習天能勁源可以練出肌肉嗎？會有一般運動增加體力及耐力的效果

嗎？

A. 天能勁源修練的是比較深層的肌肉，不像一般我們運動練的是以比較淺層的肌肉爲主，淺表層的肌肉雖然練出的肌肉線條會比較明顯，但是整個肌肉會比較僵硬，而深層肌肉的鍛鍊所練出來的肌肉彈性會比較好，肌力跟耐力會增加很多，自然體力跟耐力並不會輸給做其他運動的人，另外能量的內功修練會讓肌肉跟骨骼得到養分的滋養，肌肉和骨骼會有一種年輕化的「質變」，這是用健身的方法比較無法練出來的。

Q20. 常聽人家說氣功可以治百病，請問練習天能勁源的功法也可以治百病嗎？

A. 練氣功第一重要的是一定要練正確，如果方法錯了，身體越來越差，還不如不要練，第二練氣功最主要是調節自己身心的平衡，讓自己能夠增加對疾病的抵抗力，並能夠提升自己的免疫力，來全面改善體質，會比較不容易生病，精神也比較好，但是萬一生病了還是要去看醫生比較實際，有些人標榜練氣功可治百病，甚至是治一些不治之症，這些的確是有可能的，但應該把氣功當作一種輔助治療及養生的概念，不可以放棄正規的醫學治療，或去過度誇大氣功的效果。

國家圖書館出版品預行編目資料

天能勁源　世界更好／黃正斌著.　--初版.--臺北市：天能勁源，2022.4
　　面；　公分
ISBN 978-626-95641-0-1（平裝）
1.CST: 氣功 2.CST: 養生
413.94　　　　　　　　　　110022217

天能勁源相關影片
（bilibili）

天能勁源相關影片
（google雲端）

天能勁源　世界更好

作　　者　黃正斌
校　　對　黃正斌、洪郁婷
插　　圖　黃一城
攝　　影　荷米斯全球旅拍
發 行 人　黃正斌
出　　版　天能勁源
　　　　　104台北市中山區建國北路一段66號
　　　　　電話：（02）2507-6819
設計編印　白象文化事業有限公司
　　　　　專案主編：陳逸儒　經紀人：廖書湘
經銷代理　白象文化事業有限公司
　　　　　412台中市大里區科技路1號8樓之2（台中軟體園區）
　　　　　出版專線：（04）2496-5995　傳真：（04）2496-9901
　　　　　401台中市東區和平街228巷44號（經銷部）
　　　　　購書專線：（04）2220-8589　傳真：（04）2220-8505
印　　刷　基盛印刷工場
初版一刷　2022年4月
定　　價　360元

黃正斌師父「天能勁源」
異能開發無我修練體驗說明會

※本券限黃正斌師父「天能勁源」異能開發體驗說明會使用，
不得折抵現金。

天能勁源
無我修煉‧異能開發